整形外科 に 配属 ですか ?!

編著

独立行政法人
地域医療機能推進機構
大阪病院

すごく大事なことだけ
ギュッとまとめて教えます!

MC メディカ出版

『整形外科に配属ですか?!』を手にしていただいたみなさんへ

整形外科病棟にようこそ!

この本を手に取られた方々の多くは、新卒で整形外科病棟に配属になった方、または異動で整形外科病棟に配属になった方でしょう。私たちは、まさしくそんな方々にこの本を手にとってほしい、と考えながらつくってきました。

大阪病院は前身である大阪厚生年金病院の時代から、つねに整形外科中心の病院です。それは昭和27年(1952年)、整形外科疾患やリハビリテーションを目的とした病院として開設されたときからで、その後も整形外科を中心に発展してきました。現在565床ですが、そのうち整形外科が120床を占め、13ある病棟のうち3つが整形外科の病棟です。

そんな経緯を背景に、整形外科の看護も同様に発展してきました。当院看護部は"地域住民の健康で幸福な生活を支える看護"の理念のもと、地域住民のニーズに応えること、患者の生命の尊厳と権利を尊重すること、チーム医療や看護の質を向上すること、自己啓発や看護研究を推進することなどの方針を掲げています。実際に現場の一人ひとりが、つねに患者さんの立場に立って寄り添う看護を目指し、人材の育成や看護の質の向上に力を入れています。またチーム医療も活発で、褥瘡対策や感染予防、安全対策など、多職種と協働しながら高度で安全な医療の提供を続けています。整形外科病棟の看護師は、こうした医療・看護の日々の研鑽を基盤に、疾患や治療の特殊性に合わせ、整形外科看護を実践してきました。

今回、このような当院の整形外科看護の基本を1冊の本に集約するお話をいただいたことは、これまでの復習や振り返りをすることで、私たちにとっても看護の必要性や根拠を今一度確認できるよい機会となりました。さらに、整形外科病棟に配属になった新卒看護師や異動してきた方々の看護に、また新卒看護師の教育の任に当たる皆様の教材に、役立つ1冊になれば幸いです。

2018年11月

独立行政法人地域医療機能推進機構 大阪病院 看護部 副看護部長　古田由美子

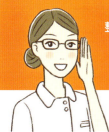

整形外科に配属ですか?!
CONTENTS

『整形外科に配属ですか?!』を手にしていただいたみなさんへ ——— 3

1章　整形外科病棟ってどんなとこ？　6

1　整形外科は治療部位が広範であることが特徴です ——— 6
2　整形外科病棟にはこんな患者さんがいます ——— 6
3　患者さんの病期別に、看護師のかかわりはこう変わります ——— 8
4　整形外科病棟での1日、看護師はこう動きます ——— 10

2章　運動器の解剖を理解しよう　12

1　全身の骨格 ——— 12
2　脊柱の機能解剖 ——— 13
3　上肢の機能解剖 ——— 14
4　下肢の機能解剖 ——— 16
5　身体の方向や位置、動きを表す用語 ——— 18

3章　脊椎の疾患・手術・看護　20

A　脊椎のおもな疾患 ——— 20
（頚椎症性脊髄症／椎間板ヘルニア／脊柱管狭窄症／後縦靱帯骨化症／圧迫骨折／すべり症／脊柱側弯症）
B　脊椎のおもな手術 ——— 30
（脊椎手術の目的による分類／頚椎前方固定術／環軸椎体固定術／腰椎椎弓切除術／頚椎椎弓形成術／髄核摘出術／腰椎椎体間固定術）
C　脊椎疾患患者の看護 ——— 35
（保存療法の看護／脊椎手術療法の看護／おもな合併症と観察のポイント／脊椎疾患で使われるおもな装具）

4章　下肢の疾患・手術・看護　43

A　下肢のおもな疾患 ——— 43
（変形性股関節症／大腿骨頭壊死／大腿骨近位部骨折／大腿骨骨幹部骨折／変形性膝関節症／膝の靱帯損傷／踵骨骨折／外反母趾／アキレス腱断裂）

B 下肢のおもな手術 ——————————— 56

（人工股関節置換術／人工骨頭置換術／関節温存術／骨接合術／人工膝関節置換術／膝の靱帯再建術）

C 下肢疾患患者の看護 ——————————— 68

（腓骨神経麻痺／深部静脈血栓症・肺血栓塞栓症／下肢特有の装具）

5章　上肢の疾患・手術・看護　76

1 上腕骨近位端骨折 ——————————— 76
2 橈骨遠位端骨折 ——————————— 80
3 肩腱板断裂 ——————————— 83
4 手根管症候群 ——————————— 87
5 肩関節脱臼 ——————————— 88
6 肘部管症候群 ——————————— 89
7 関節リウマチ ——————————— 90

6章　整形外科で行われるおもな検査　91

1 単純X線検査 ——————————— 91
2 CT検査 ——————————— 92
3 MRI検査 ——————————— 93
4 超音波検査 ——————————— 94
5 造影検査 ——————————— 95
6 関節鏡検査 ——————————— 95
7 関節液検査 ——————————— 96
8 そのほかの検査 ——————————— 96

7章　整形外科でよく使われる薬　98

1 鎮痛薬 ——————————— 98
2 抗炎症薬 ——————————— 100
3 消化性潰瘍治療薬 ——————————— 100
4 骨粗鬆症治療薬 ——————————— 101
5 そのほかの薬 ——————————— 102

8章　整形外科でよく聞く略語　104

引用・参考文献　106　　　　索引　108
編集・医学監修・執筆者一覧　111

1章 整形外科病棟ってどんなとこ？

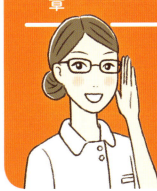

整形外科病棟に配属された看護師さん、ようこそ！
整形外科ってどんなところ？
そんな疑問に、まずは整形外科に入院する患者さんのことと、看護師がどのように働いているか、からお答えします！

1 | 整形外科は治療部位が広範であることが特徴です

- 整形外科は、骨、軟骨、筋、靱帯、神経などの疾病や外傷が対象です。脊柱・脊椎、骨盤、上肢（肩、肘、手、手指）、下肢（股、膝、足、足趾）など広範囲に及び、多数の専門分野に分かれます。

▼ 整形外科のおもな専門分野

- 脊椎を扱う「**脊椎外科**」
- 上肢を扱う「**肩関節外科**」「**肘関節外科**」「**手の外科**」
- 下肢を扱う「**股関節外科**」「**膝関節外科**」「**足の外科**」
- スポーツによるけがや障害を扱う「**スポーツ整形外科**」
- 関節リウマチを扱う「**リウマチ**」
- 腫瘍を扱う「**骨・軟部腫瘍**」
- 骨粗鬆症などを扱う「**骨代謝**」　　　　　　　　　　など

▼ 広範な治療部位

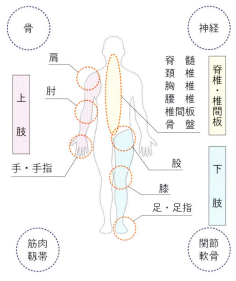

公益社団法人日本整形外科学会．"整形外科とは"．http://www.joa.or.jp/edu/peculiarity/peculiarity_01.html（2018年8月31日閲覧）

2 | 整形外科病棟にはこんな患者さんがいます

運動器の疾患で入院しています

- 運動器とは骨、関節、筋肉や神経などが連携して身体を動かしている仕組みです。運動器のどれかひとつが悪くても身体はうまく動かなくなります。整形外科の治療の目的は運動器の機能の回復です。
- 年齢層は新生児、小児、学童から成人、高齢者まで幅広いです。人口の高齢化に伴い、変形性膝関節症や脊柱管狭窄症などの変性疾患、大腿骨頚部骨折などの骨粗鬆症を基盤とする骨折などが増えています。
- 運動器の障害のために移動機能が低下した状態を「ロコモティブシンドローム（ロコモ）」とよびます。

整形外科の患者さんは話し好きな人が多い印象です。リハビリに意欲的に取り組めるように励ましたりすることで、コミュニケーション力が身につきます。

疼痛や外観の変形、機能障害といった身体的な問題が主訴となります

- 運動器の疾患の自覚症状で最も多いのが痛み（疼痛）です。
- 外観上の変形としては、体幹・四肢の欠損・短縮・萎縮・弯曲・突出・膨隆・腫脹などとして現れます。
- どの部位に、どの程度の機能障害があるかによって、ADL（activities of daily living：日常生活動作）に大きく影響します。

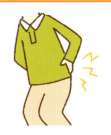

保存治療か外科治療（手術）を受けます

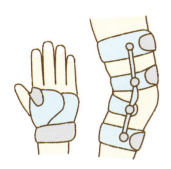

保存治療
- 保存治療には、安静にする、ギプスや装具などを装着して患部を固定する、鎮痛薬などを使用して疼痛を緩和する、リハビリテーション（以下、リハビリ）などで筋力をつける、といった方法があります。

外科治療（手術）
- 急性期の整形外科病棟では手術を目的に入院する患者さんがほとんどです。ADLの向上と拡大のために、手術後もリハビリを行います。

運動器に障害があるため、転倒しやすいのが特徴です

- 整形外科病棟に入院している患者さんは、痛みやしびれがあったり、ギプスや装具による運動制限、慣れない歩行補助具の使用などによって思うように動けず、転倒の危険性が高い状態です。
- 入院中に転倒してしまうと、本来の治療目的とは別の二次的な合併症を起こすなど、治療の妨げとなりかねません。それは患者さんのADLやQOL（quality of life：生活の質）の低下につながります。
- 高齢者では術後せん妄などを生じることが多く、さらに転倒の危険性が高くなるので注意が必要です。

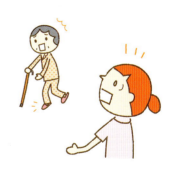

日常生活での不自由や不安を感じていることがあります

- 長年痛みを抱えていたり、思うように動けないことに苦痛を感じていたりすることが少なくありません。
- 退院後もリハビリが必要になることがあり、精神的な支援が必要です。
- 在宅で社会資源を活用したり、地域との連携やサポートが必要になることがあります。

基本的には急性期病棟なので、短い期間で入院から退院後の生活まで見据えた幅広い看護を実践することができます。

3 | 患者さんの病期別に、看護師のかかわりはこう変わります

外来

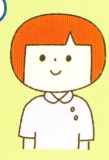

- 外来で診断がなされ、治療方針として手術が決まると、手術前の検査や手術について、クリティカルパスを使って患者さんに説明します。手術が決まった患者さんは、手術や入院生活について不安や期待など、さまざまな思いが混在しています。患者さんが、その気持ちを表出できるような支援が必要です。（→入退院支援）

入院中

- 患者さんが入院したら、安全に手術を行い、術後の合併症を予防するために、**全身状態を十分に観察、評価**し、身体の準備を整えます。

- 外来に引き続き、クリティカルパスを用いて手術に向けての説明を行い、必要な物品を準備できているか確認します。

- 装具の装着の仕方や術後の肢位、体位変換の仕方、**足関節底背屈運動**など、術後の過ごし方をイメージできるように練習します。

> **手術前のおもな検査**
> 栄養状態、呼吸機能、循環機能、腎機能、肝機能、内分泌機能、止血・凝固機能など。

> **特に注意！**
> 足関節底背屈運動は深部静脈血栓予防のために行います。
> すべての手術の術後、とくに股関節と膝関節の術後は下肢の深部静脈血栓が起こりやすい状態です！

外来受診〜入院前 → 入院後 → 手術前日 → 手術当日

外来受診〜入院前

- 十分な準備ができるよう、術前オリエンテーションなどの機会を設け、手術までの準備について、患者さんの精神状態や理解の程度に合わせて説明します。

- 病棟看護師と連携し、入院後も1人ひとりに合わせたケアが提供できるようにします。

- 患者さんが安心して入院生活を送れるよう、必要なときに専門看護師や認定看護師をはじめ、薬剤師、管理栄養士、医療ソーシャルワーカー（MSW）などの多分野のケアを円滑に受けられるよう、支援をします。

入院後

- 手術の前日は麻酔科受診や手術室看護師の訪問、リハビリ科の受診、装具の採寸、検査、処置などで慌ただしくなります。

- 手術の同意書などの書類、中止する薬剤の確認や、皮膚が清潔か、爪が伸びていないかなども確認します。

- 患者さんに不安や疑問がないか観察し、十分な睡眠がとれるように援助します。

手術当日

- 手術当日は、心身ともに万全の状態で手術に臨めるようにします。患者さんが安心して、余裕をもって手術室へ向かえるよう、気持ちを整える支援が必要です。

- 高齢の患者さんでは脱水になっていないか、糖尿病や高血圧の患者さんでは血糖値や血圧などに注意します。どちらも症状の有無を注意深く観察します。

- 糖尿病治療中で絶食・絶水の指示がある場合、インスリン投与の有無などを確認します。

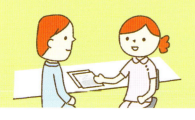
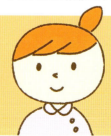

> 術直後は自分で動けなくても、退院のときは笑顔で歩いて帰る姿や、だんだんとよくなっていく姿が目に見え、看護の成果を実感することができます。

> **ケアのポイント**
> ☑ ケアを受ける場所によって担当する看護師も異なりますが、情報がとぎれることなく、継続した看護の提供が求められています。

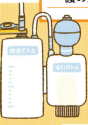

1章 整形外科病棟ってどんなとこ？

手術直後

- 手術直後は全身状態の管理を行い、異常の早期発見に努めるとともに、疼痛などの苦痛の緩和に努めます。意識レベル、バイタルサイン、点滴、硬膜外カテーテル、バルンカテーテルなど、留置されているチューブ類とドレーンの管理をします。
- 患部や患肢の安静と固定を保持しながら、肢位を調整します。神経障害や深部静脈血栓の予防と早期発見のための観察をします。

退院前 　【外来・在宅】

- 退院が決まっても、退院後もリハビリが必要だったり、装具装着の継続が必要な患者さんが少なくありません。退院後の生活についての指導は重要です。
- 転院してリハビリを継続したり、在宅で社会資源を活用することが必要な場合もあります。入院前や入院中から情報を得て、ケアマネジャーや地域包括支援センターなどと連携を密にとり、退院前にカンファレンスを開催するなど、円滑にサービスが提供されるように準備をします。

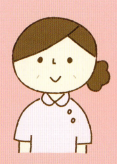

手術直後 → 手術翌日以降 → 退院前 → 退院後

手術翌日以降

- この時期はADLの向上、拡大に向けた援助が重要です。バイタルサインと疼痛に注意しながら**離床をすすめます**。

> **特に注意！**
> 股関節の術後は脱臼予防の姿勢をとる必要があります！

- 点滴やドレーンが抜けないように注意が必要です。装具を装着していたり、車椅子や歩行器を使用する場合は、正しく装着、使用できているかを観察します。
- 術後すぐには思うように動けないことが多く、転倒の危険性が高いので、十分に注意します。
- 術前に立案したリハビリ計画に沿ってリハビリが開始されます。PT（理学療法士）が行うリハビリの内容や進行について情報を把握、共有しながら、病棟内での食事や排泄、入浴などが安全にできるように援助します。

退院後

- 退院後は、定期的に外来を受診し術後の経過をみます。退院時に看護サマリーを記入し、継続看護ができるように外来看護師や転院先の看護師へ情報の提供をします。
- 必要時はケアマネジャーや訪問看護師と情報を共有し、退院後の居宅訪問も行うことがあります。

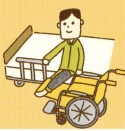

移乗や移動は安全・安楽に行い、転倒させません。「さすが整形外科の看護師さんは違う」と感心されます。

4 | 整形外科病棟での1日、看護師はこう動きます

日勤 ※オペ：operation、つまり手術のことですが、多くの施設で略されているようなので、「オペ」と表記しています。

8:30	情報収集
	申し送り
8:45	当日手術を受ける患者（オペ患者）の
	出棟準備
9:00	オペ患者の出棟、ルートキープ
	環境整備（かんきょうせいび）、点滴作成・投与
	ラウンド
9:15	業務ミーティング
10:00	医師からの指示受け
	検温、清拭、洗髪（せいしき せんぱつ）
10:30	入院患者の病歴聴取（ちょうしゅ）
	手術終了患者を迎えに行く、術後観察
11:30	血糖測定（けっとう）、インスリン投与
	食前薬の内服介助（しょくぜんやく）
	食事のセッティング
12:00	配膳（はいぜん）、食事介助
	休憩（きゅうけい）
12:45	下膳（げぜん）、食後薬の内服介助
	洗面介助
14:00	検温、点滴作成・投与　医師からの指示受け
	ケアカンファレンス、ケアや処置の実施、リハビリの補助
14:30	オペ迎えや術後観察の実施、看護記録
16:00	医師からの指示受け
	夜勤者へ、受け持ち患者やその日の担当患者の申し送り
17:15	勤務終了

受け持ち患者さんの前日の情報を収集します。

夜勤者から受け持ち患者さんの申し送りを受けます。

午前中は、オペ出し、術後患者の観察、離床、清拭、入院患者の受け入れなど慌ただしいです。

(!) タイムテーブルをしっかり立てよう！

自分の受け持ち患者だけでなく、チーム全体の動きや情報を把握しよう！

(!) 休憩に入る前には必ず引き継ぎをしよう！

病棟での歩行訓練や歩行介助は、ADLが向上するように、厳しさと優しさをもって、危険がないように見守り介助します。

> **ケアのポイント**
> ✓ タイムテーブルの内容を知っておくと整形外科病棟の1日の流れがイメージできます。

夜勤

16:00	情報収集 日勤メンバーからチームの患者の申し送り
16:20	業務ミーティング
17:00	検温、術後観察
17:30	血糖測定、インスリン投与 食前薬の内服介助
18:00	配膳、オペ後患者の食事介助
18:45	下膳、食後薬の内服介助 洗面介助 オペ迎え、術後観察
20:00	点滴作成、投与
21:00	検温
21:30	眠前の内服介助、血糖測定、インスリン投与
22:00	消灯、1時間ごとに巡回
0:00	点滴作成・投与、術後観察 翌日の検査確認、翌日の内服薬準備
6:00	点灯、検温、点滴作成・投与
6:30	血糖測定、インスリン投与、食前薬の内服介助 配膳、オペ患者の食事介助
7:00	看護記録、下膳、食後薬の内服介助、洗面介助
7:30	オペ患者のバイタルサイン測定、更衣
8:30	日勤メンバーへ申し送り
9:00	勤務終了

(!) 指示の変更など見落とさないように！

(!) 夜勤は勤務者数が少なくなります。
(!) コミュニケーションをしっかり取ろう！

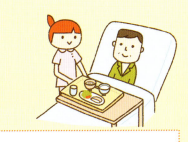

(!) 夜間は患者の訴えが多くなります。

夜間、睡眠が得られるように環境を整えます。排泄介助もすませよう。

患者が活動し始めます。
(!) 排泄の援助と転倒に注意しよう！

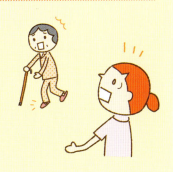

体位変換や移乗・移動の介助は整形外科特有のケアです。腰痛にならない正しい体位変換が身につきます。

2章 運動器の解剖を理解しよう

ヒトの体は、さまざまな形をした200個以上の骨で骨格をつくっています。
人体がその形を保っていられるのは、身体を貫く軸として、骨が骨格をつくっているからです。

1 | 全身の骨格

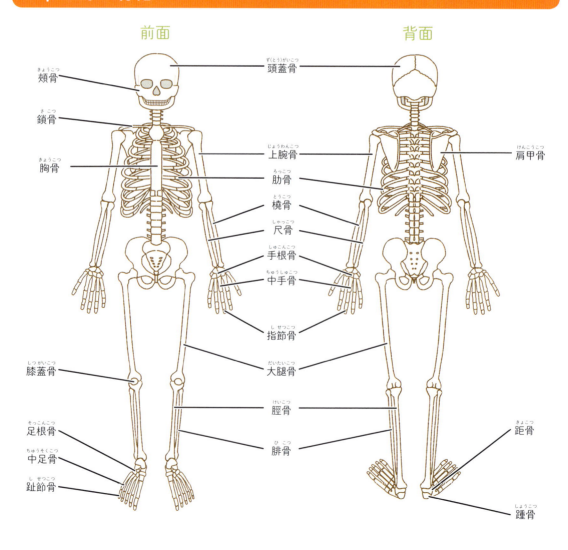

骨の形状は、長管骨、短骨、扁平骨、種子骨などに分類されます。

2 | 脊柱の機能解剖

脊柱の構造

▼ 脊柱の構造

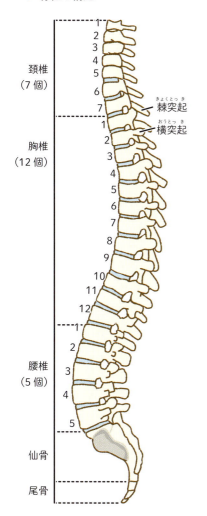

- 脊柱は、椎骨という短骨がつながってできており、体幹を支持するとともに、脊髄・馬尾などの神経組織を保護する役割があります。
- 頭側から順に、7個の頸椎、12個の胸椎、5個の腰椎、仙椎、尾椎が連結してできています。脊柱を構成する椎骨は下にいくほど大きくなります。
- 脊柱は体幹の軸をつくっていますが、横から見るとまっすぐではなく、全体としてゆるやかなS字カーブを描いています。

▼ 椎骨の連結

上位の椎骨と下位の椎骨は、前方はクッション作用のある椎間板で、後方は左右の椎間関節で連結されて、可動性を保っています。

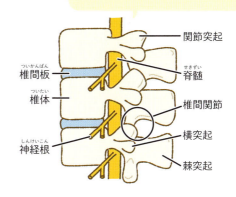

椎骨の構造

- 椎骨は部位によって多少形態は異なりますが、基本的には椎体と椎弓の連結によって構成されています。

▼ 椎骨

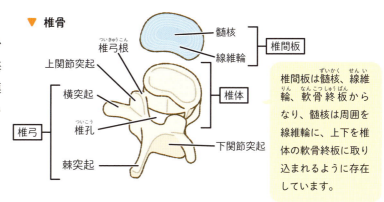

椎間板は髄核、線維輪、軟骨終板からなり、髄核は周囲を線維輪に、上下を椎体の軟骨終板に取り込まれるように存在しています。

脊柱の弯曲によって姿勢のバランスを保つことができ、身体の曲げ伸ばしや筋肉の負担を軽減することができます。

3 | 上肢の機能解剖

上肢の機能解剖

左肩を前方から見たところ

上肢は、鎖骨と肩甲骨からなる上肢帯、肩から肘までの上腕、肘から手首までの前腕、手に分けられます。

▼ 上肢帯

- 鎖骨は上肢と体幹をつなぐ唯一の骨で、内側（近位端）は胸骨と、外側（遠位端）は肩甲骨と連結し、関節をつくります。
- 肩甲骨は肋骨の背面を覆うようについている三角形の扁平骨（平べったい骨）で、鎖骨と肩鎖関節を、上腕と肩関節をつくっています。

▼ 前腕

- 肘から手首までの前腕は、母指側の橈骨と小指側の尺骨の2つの長管骨で構成されています。近位端で肘関節を、遠位端で手関節をつくっています。

▼ 上腕

- 肩から肘までの長管骨を上腕骨といいます。
- 近位端は、肩甲骨と肩甲骨関節窩で肩関節をつくり、遠位端は橈骨、尺骨が肘関節をつくっています。

肩関節の機能解剖

- 肩関節は、肩甲骨関節窩という小さなお皿の上に、上腕骨頭というボールが載っている状態です。構造上不安定でありながら、人体で最も大きな可動域があります。
- 肩甲骨と上腕骨頭は棘上筋、棘下筋、小円筋、肩甲下筋の4つの筋肉で保持されています。この4つの筋肉は上腕骨頭の付着部で一塊の腱になっており、この部分の総称を腱板とよびます。

▼ 肩関節の解剖図
（背面から見たところ）

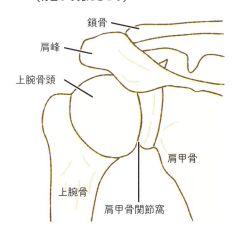

肩甲骨を挙上する筋はおもに僧帽筋上部線維、肩甲挙筋、引き下げる筋は僧帽筋下部線維です。

肘関節の機能解剖

▼ 肘関節の解剖図
（右肘を正面から見たところ）

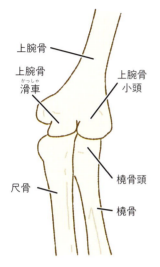

- 肘関節は上腕骨と、橈骨、尺骨の3本の骨で構成されています。3本の骨で構成されていることで、蝶番関節として上腕骨方向に曲げる「屈曲・伸展」だけでなく、手首を返す動きである「回内・回外」も可能になっています。

▼ 肘関節の動き

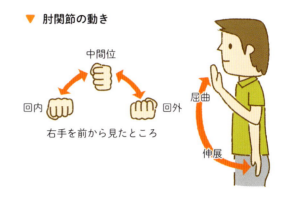

手関節と手の機能解剖

- 手の骨格は、8個の手根骨、5個の中手骨、14個の指節骨（基節骨、中節骨、末節骨）からなります（ただし母指には中節骨はない）。
- 手根骨は複数の骨が組み合わさっていることで、複雑な動きが可能となっています。

▼ 手の解剖

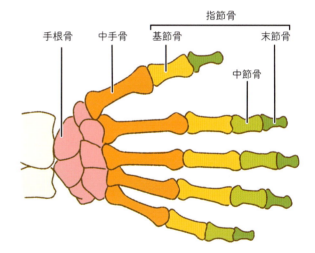

メモ

肘関節の屈曲には、おもに上腕二頭筋、上腕筋、腕橈骨筋が、伸展には上腕三頭筋、肘筋が働きます。

4 | 下肢の機能解剖

下肢の解剖

前方から見た図

- 下肢は、骨盤、大腿骨、下腿骨（脛骨、腓骨）、多数の足の骨で構成されています。

▼ 骨盤

- 骨盤は左右一対の寛骨（腸骨・恥骨・坐骨が融合して1つの骨になったもの）および1個の仙椎でできています。左右の寛骨の前下部は軟骨で結合されています（恥骨結合）。
- 寛骨は大腿骨と股関節をつくっています。

▼ 大腿骨

- 大腿骨は人体で最も大きい長管骨です。
- 近位端は大腿骨頭とよばれ、球状をしており、寛骨とともに股関節を形成します。
- 骨頭に続く部分を頚部、骨の突出がある部分を転子部といい、高齢者が骨折しやすい箇所の一つです。

▼ 下腿

- 下腿骨は内側の脛骨と外側の腓骨からなり、膝から足首までを構成します。
- 脛骨の近位端は大腿骨や膝蓋骨と膝関節を、遠位端は距骨と足関節をつくります。

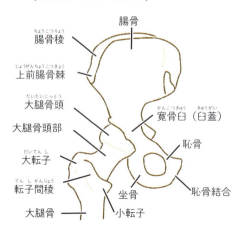

股関節の機能解剖

- 股関節は体内で最も大きな関節です。球状の大腿骨頭を寛骨臼が覆う球関節で、運動と支持という2つの重要な役割を果たしています。
- 歩行時には下肢と体幹をつなぎ、重心の移動をスムーズに行う中心的役割を担っています。

股関節の屈曲には腸腰筋、伸展には大殿筋が、外転には中殿筋が関係しています。

膝関節の機能解剖

▼ 膝関節の構造

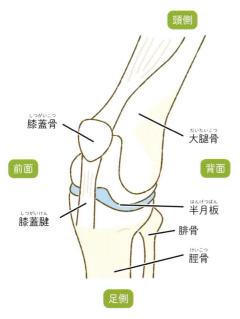

- 膝関節は大腿骨と脛骨、膝蓋骨（いわゆる「膝のお皿」）でできています。
- 大腿骨と脛骨の関節部分は、それぞれ厚さ4mmほどの軟骨に覆われており、さらに上下の軟骨の間に、水分を含む柔らかい三日月型の半月板が挟まっています。これら関節軟骨や半月板は、歩いたり走ったりしたときの衝撃を吸収するクッションの役割を果たしています。
- 膝蓋骨は大腿四頭筋（太もも前面の筋肉）と脛骨とをつなぐ腱の間にあります。

足関節と足の機能解剖

- 足関節は、脛骨、腓骨と距骨で構成されます。
- 足の骨格は多くの細かな骨が複雑に連結しており、弓状に配置され、体重を支える役目を果たしています。

▼ 足の構造

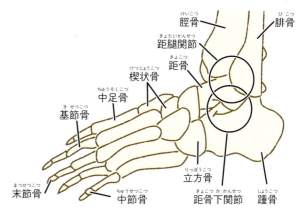

メモ

膝関節の伸展には大腿四頭筋が、屈曲には大腿二頭筋がおもに働いています。

5 | 身体の方向や位置、動きを表す用語

身体の方向や位置を示す用語[1]

身体の方向を示す用語

●**内側と外側**
身体の正中線（中心）に、近いほうを内側、正中線から遠いほうを外側という。

外側　内側　外側

正中線

●**腹側（前方）と背側（後方）**
身体の前面に近いほうを腹側（前方）、身体の後面に近いほうを背側（後方）という。

上方（頭側）　腹側（前方）　背側（後方）

●**近位と遠位**
上肢・下肢では、2点のうち体幹に近いほうを近位、体幹から遠いほうを遠位という。たとえば、「肘は手首より近位にある」「足関節は膝関節より遠位にある」と表現できる。

近位

近位

遠位

遠位

下方（尾側）

●**浅層と深層**
浅層は身体の表面により近い側、深層は身体の表面から遠い（深い）側を指します。

●**上方（頭側）と
下方（尾側）**
より上を上方、より下を下方という。体幹の構造を表す場合は、頭側や尾側ということもある。

身体の断面を表現する用語

●正中面　　●矢状面　　●前額面　　●水平面

人の動きを表現する場合、身体面を断面で分けます。

身体の動きを表す用語[1]

●屈曲（前屈）と伸展（後屈）
関節を曲げることを屈曲、関節を伸ばすことを伸展という。

●内転と外転
前額面に沿って上下肢を身体に近付ける方向に動かすことを内転、遠ざける方向に動かすことを外転という。

●内旋と外旋
関節軸に対して内側に回旋させることを内旋、外側に回旋させることを外旋という。肩や股関節では、内旋は手足が正中線に向かって動き、外旋は手足が正中線から離れるように動く。体幹の場合は回旋と表現する。

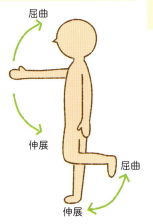
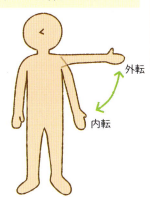
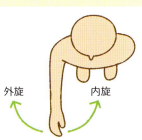

●回内と回外
前腕の動きで生じる回旋運動を指す。内側に回旋させることを回内、外側に回旋させることを回外という。

●内返しと外返し
足首の動きで足部を内側にひねることを内返し、外側にひねることを外返しという。

●底屈と背屈
おもに足関節で用いられ、足底（足の裏）のほうに曲げることを底屈、足背（足の甲）のほうに曲げることを背屈という。

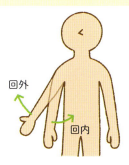
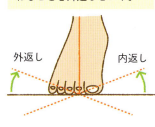
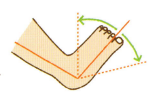

●挙上と引き下げ
引き上げる運動と引き下げる運動があり、肩甲骨、顎関節、骨盤などの運動に対して用いる。

●上方回旋と下方回旋
肩甲骨の動きの表現。上方回旋は肩甲骨の下角が外側・上方へ向かう動き、下方回旋は反対に内側・下方へ向かう動き。

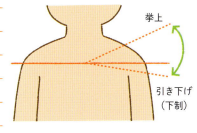
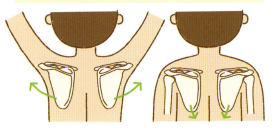

人の動きは、面と軸で関節の動きを表します。

3章 脊椎の疾患・手術・看護

脊椎は体幹の支持および運動を行うための中心骨格であるとともに、脊髄などの神経組織を保護する役割をもちます。
脊椎疾患は、症状が強い場合、歩行困難や上肢の巧緻障害など、運動に障害や麻痺を生じます。

A 脊椎のおもな疾患

1 頚椎症性脊髄症

病態

- 変形性頚椎症の進行に伴い、骨棘や肥厚した黄色靱帯が頚髄を圧迫した状態です。

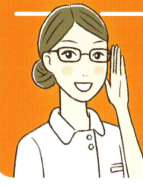

症状

- 手指の**巧緻障害**、四肢・体幹の感覚障害、歩行障害、**膀胱直腸障害**などの症状がみられます。

●**膀胱直腸障害**
排尿・排便に関与する神経系の異常による膀胱機能障害と直腸機能障害を合わせて、膀胱直腸障害といいます。排尿開始遅延、頻尿や残尿、便失禁や便停留などの症状が現れます。

●**巧緻障害**
箸が使いにくい、字が書きにくい、ボタンが留めにくいなど、細かな運動が制限された状態です。

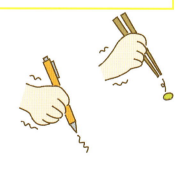

- 歩行障害が生じると、平地でも杖や歩行補助具が必要になったり、階段昇降などが困難になったりします。そのため車椅子での移動を余儀なくされる場合もあります。

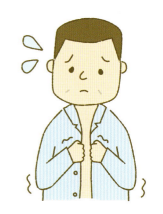

おもな治療と看護

保存療法
- 薬物療法 P.98 や理学療法が行われます。
- 麻痺がある場合や麻痺が進行性の場合などは、手術適応となります。

おもな手術（術式）
- 椎弓形成術 P.32 、前方固定術 P.31

術後看護のポイント
- 後縦靱帯骨化症と同じ P.26 です。

2 ｜ 椎間板ヘルニア

病態

- 椎間板は椎体と椎体との間にある軟骨です。加齢によって椎間板の変化・変性が進むと、その内容物である髄核が後方に突出・脱出し、神経根や馬尾神経を圧迫します。この状態が椎間板ヘルニアです。
- 髄核の突出・脱出の程度によって4つに分類されます。
- 神経の機械的圧迫だけでなく、炎症性のサイトカインによる化学的刺激、血行障害によっても神経症状が生じます。

▼ 椎間板ヘルニア

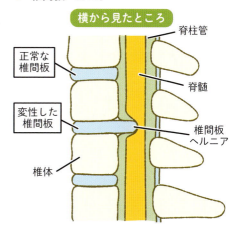

横から見たところ

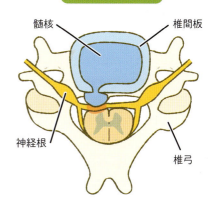

上から見たところ

頸椎椎間板ヘルニア

特徴
- 頸椎椎間板ヘルニアの好発部位はC4/5、C5/6です。30～50歳代の男性に多い傾向があります。

症状
- 手足の感覚障害や手指の運動障害、歩行障害、排尿障害といった症状が現れます。神経根を圧迫した場合には上肢の疼痛が現れます。

椎間板ヘルニアでは脱出型や分離型ではヘルニアが高頻度で自然退縮します。

▼ 突出の程度によるヘルニアの分類

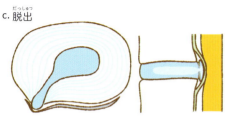

おもな治療

保存療法

- 薬物療法、**神経ブロック**、頚椎カラー装着、**温熱療法（物理療法）**

> ●物理療法
> 疼痛の緩解、循環の改善、リラクセーションなどの目的で、人体に物理的なエネルギーを使用する治療法のこと。温熱療法、水治療法、電気・光線療法などがあります。

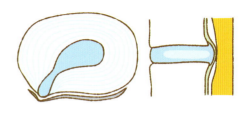

> ●神経ブロック
> 局所麻酔などによって、おもに末梢神経系の痛覚伝達を遮断し、鎮痛効果を得る麻酔法です。伝達麻酔ともよばれます。整形外科ではおもに硬膜外腔に局所麻酔薬を注入する硬膜外ブロックや、神経根やその周囲に注入する神経根ブロックが行われます。

おもな手術（術式）

- 前方（除圧）固定術　P.31
- 頚椎椎弓形成術　P.32

腰椎椎間板ヘルニア

特徴

- 腰椎椎間板ヘルニアの好発部位は下位腰椎（L4／5、L5／S）です。男女比は2対1で男性に多く、20〜40歳代が好発年齢です。

▼ 障害神経根領域

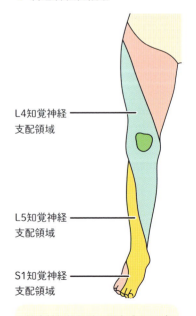

> 障害神経根領域の脱力感やしびれなどの知覚異常が現れます。

症状

- おもな症状は一側性の下肢痛（いわゆる坐骨神経痛）や腰痛、しびれなどです。
- 筋力低下、感覚障害、歩行障害なども現れ、ヘルニアが巨大な場合などは膀胱直腸障害をまねくこともあります。

おもな治療

保存療法

- 腰椎椎間板ヘルニアの約80％は保存療法で軽快します。安静、コルセット装着、牽引療法、物理療法、腰部マッサージなどがあります。
- 痛みが強い場合は薬物療法、硬膜外ブロックなどを行います。

手術療法

- 保存療法で疼痛が改善されない場合は手術療法が検討されます。重い神経障害（麻痺、膀胱直腸障害など）がある場合は、早期に手術療法を行うことが望ましいです。
- 手術としては髄核摘出術（直視下、顕微鏡視下、内視鏡視下） P.33 、脊柱固定術 P.34 などが基本です。

3 ｜ 脊柱管狭窄症

病態

- 脊柱管狭窄症はおもに腰部の神経組織（馬尾、神経根）が脊柱管内で絞扼を受ける病態です。圧迫される部位によって症状が違います。
- 中高年になって発症することが多いです。

▼ 正常な脊柱管

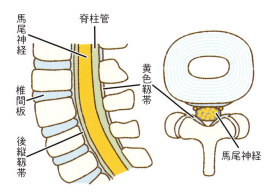

症状

- 神経への圧迫が過大になると、神経刺激症状（下肢の疼痛、坐骨神経痛、しびれなど）や神経脱落症状（下肢の筋力低下、感覚障害など）が現れます。
- 会陰部の異常感覚、排尿開始遅延、尿意切迫・尿失禁・便失禁などの膀胱直腸症状が現れることもあります。

▼ 脊柱管狭窄症

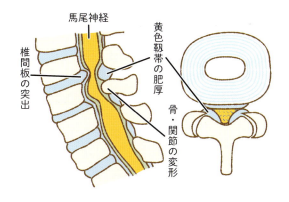

馬尾症状は神経根症状とは異なり、疼痛ではなく、異常感覚（しびれなど）を訴えます。

- 特徴的な症候として**神経性間欠跛行**があり、歩いていると殿部から大腿・下肢にかけて痛みやしびれ、張り、脱力が強まって歩行困難になりますが、数分間、腰を前屈して安静にしていると、また歩行可能になります。

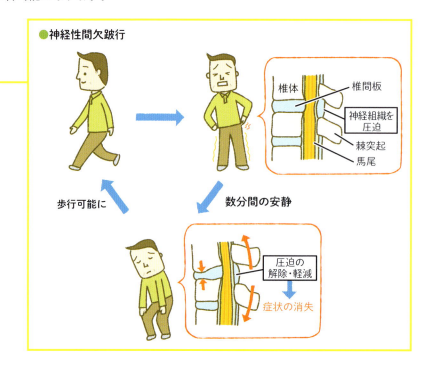

おもな治療

保存療法

- 自然軽快が得られることも多いため、まず保存療法が行われます。薬物療法、神経ブロック、生活指導、装具療法、理学療法、運動療法などがあります。

手術療法

- 保存療法では効果が不十分（日常生活に支障をきたす）、または進行性の筋力低下や馬尾障害を伴う場合に手術療法が検討されます。
- 除圧術が基本で、椎弓切除術、開窓術などがあります P.32 。椎間の不安定性が懸念される場合は、脊椎除圧固定術を行います P.34 。

術前に間欠跛行がどの程度で生じるかを知っておくことも大事なポイントです。

馬尾と神経根

- 脊髄は脊柱管の長さに比べて短く、第1、2腰椎の高さまでしかありません。第1、2腰椎の高さ以降は、脊髄とつながる脊髄神経の束（馬尾）が下方に向かって走行しています。
- 脊髄の下端より下の脊髄神経の束を馬尾とよびます。
- 馬尾の続きが硬膜管から外へ出た神経根は、基本的にそれぞれの椎骨の下の椎間孔から出てきますが、脊髄が脊柱管より短いため、脊髄分節と脊椎の高さは一致しません。

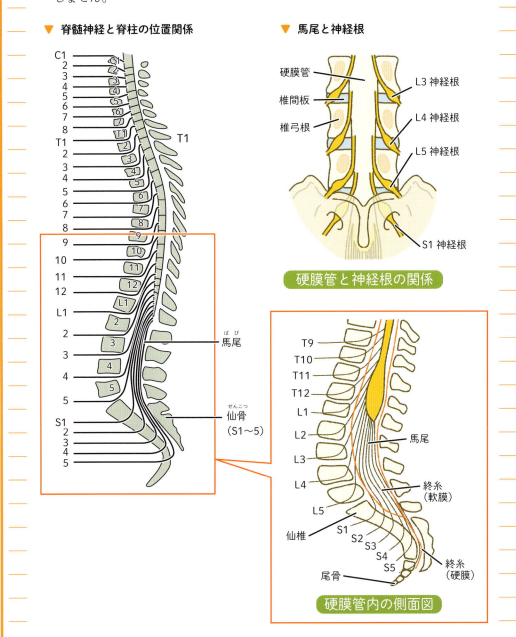

神経根症状は下肢や殿部の疼痛であり、疼痛は片側性であることが多いですが、両側性を呈することがあります。

4 | 後縦靱帯骨化症

病態

- 脊柱をつなぐ靱帯のひとつである後縦靱帯が、なんらかの原因で肥厚・骨化し、脊髄を圧迫、手指のしびれや巧緻障害、歩行障害などの脊髄症状をきたした状態です。
- 原因は明らかにはされていませんが、遺伝的素因、肥満、力学的負荷などが組み合わさって生じると考えられています。

▼ 後縦靱帯骨化症

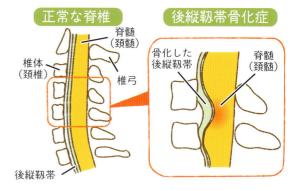

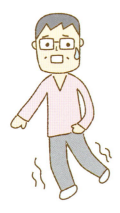

症状

頚椎の場合
- 手指のしびれや疼痛、下肢の運動障害、歩行障害、四肢の反射異常、膀胱直腸障害など

胸腰椎の場合
- 下肢のしびれ、下肢の運動障害、歩行障害、膀胱直腸障害など

おもな治療

保存療法
- 軽症例には、生活指導や装具療法などの保存療法を行います。

手術療法
- 麻痺の進行があり、日常生活に支障をきたす場合などに手術が必要となることがあります。

椎弓形成術（脊柱管拡大術ともいう） P.32
- 病巣である後縦靱帯骨化はそのままに、椎弓に溝を入れるなどして、椎弓を開いて脊髄を後方へ逃がす手術です。椎弓形成術は全身麻酔で行われ、輸血が必要ないほど出血も少なく、安全に行うことができます。

椎弓切除術 P.32
- 棘突起、椎弓、黄色靱帯を切除することで、除圧を行います。

5 ｜ 圧迫骨折

病態

- 胸腰椎移行部（T10～L2）で好発します。
- 脊椎に屈曲圧迫力がかかることによる椎骨の骨折で、中高年や骨粗鬆症患者のような骨強度が低下した人に多く、平地での転倒や軽度の外力によって生じる場合や、受傷転機が不明な場合もあります。

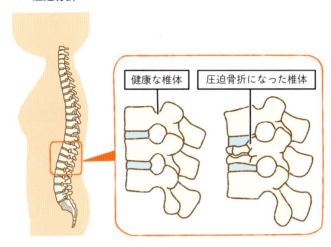

▼ 圧迫骨折

健康な椎体　圧迫骨折になった椎体

胸腰椎圧迫骨折

症状

- 脊柱の安定性は保たれていることが多いですが、まれに神経の圧迫症状を呈することもあります。
- 腰部または背部周囲への強い体動時痛、体動困難がみられる場合は脊椎圧迫骨折（椎体圧迫骨折）が考えられます。X線像で脊椎の骨折所見を確認します。
- T12やL1などの胸腰椎移行部の圧迫骨折の場合、症状としてはズボンのベルトのあたり（L4やL5）の腰痛を訴えることが多いです。

おもな治療

- 第一選択は保存療法で、圧潰が高度な場合は手術療法を行います。

保存療法
- 装具固定（硬性コルセット）、ギプス固定、反張位整復固定術

手術療法
- 固定術 P.34 、椎体形成術

痛みやしびれなど、患者さんの訴えに、十分に耳を傾けましょう！

6 | すべり症

病態

▼ すべり症

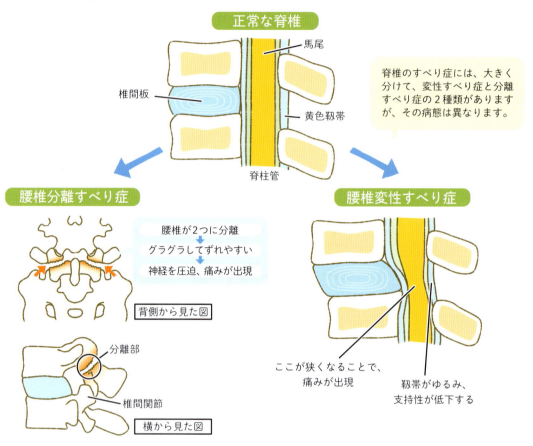

腰椎変性すべり症

病態
- 加齢による退行性変化に伴い、上位の椎体との並びに異常をきたす状態です。椎体の並びが前後にずれることですべり症をきたし、その結果として脊柱管狭窄症を生じます。

症状
- 椎体間の不安定性から脊柱管狭窄をきたしている場合が多く、腰痛、下肢痛、神経性間欠跛行 P.24 が現れます。

腰椎分離すべり症

病態

- 腰椎の疲労骨折（ひろうこっせつ）と考えられ、10歳代前半に生じることが多いです。腰椎の前方要素（椎骨）と後方要素（椎弓）の連続性が絶たれ椎弓が完全に遊離（ゆうり）した状態となり、椎間の安定性が破綻（はたん）します。不安定になった椎体が前方にすべってしまったものを腰椎分離すべり症といいます。
- 約80％が第5腰椎に生じます。

症状

- 脊柱管を狭窄することはきわめてまれで、馬尾症状をきたすことも少ないです。分離部で椎間孔狭窄を生じて神経根が圧迫され、下肢症状が現れます。腰痛や殿部痛、下肢痛の寛解（かんかい）・増悪（ぞうあく）を繰り返します。

おもな治療

保存療法

- 急性期ではコルセットや体幹ギプスなどによる固定、運動制限を行います。慢性期では薬物療法、分離部のブロック療法などの対症療法を行います。

手術療法

- 保存療法では症状が改善しない場合は、手術療法の適応となります。
- 術式には分離部修復術、椎体間固定術 P.34 、除圧術などがあります。

7 | 脊柱側弯症

病態

- 脊柱が側方へ弯曲する疾患です。椎骨の変形を伴わず、原因を取り除けば速やかに改善される機能性脊柱側弯症と、椎骨の変形を伴って不可逆的な弯曲をきたす構築性脊柱側弯症があります。
- 特発性脊柱側弯症は原因不明で、骨の成長につれて生じ、脊柱側弯症の約70％を占めます。好発は思春期の女性です。

▼ 脊柱側弯症（せきちゅうそくわんしょう）

体幹の非対称性
- 肩の高さの左右差
- 肩甲骨の突出
- ウエストラインの非対称

症状

- 多くは無症状、進行すると明らかな体幹の非対称性、腰痛、背部痛、神経症状、呼吸機能障害（胸郭変形の進行で肺が圧迫されるため）などがみられます。スクリーニング検査（視診、前屈テスト）で異常を認めます。

治療

- 中度側弯で装具装着、重度側弯で手術療法（脊柱変形矯正固定術など）を行います。

B 脊椎のおもな手術

1│脊椎手術の目的による分類

- 脊椎の手術には大きく分けて2つの方法があります。原因となる疾患によって、使い分けたり組み合わせたりします。

除圧術	固定術
神経を圧迫している椎間板ヘルニアや骨棘、骨化した靱帯などを取り除き、症状を緩和します。	不安定性のある脊椎を、自家骨や人工物（**インストゥルメンテーション**）などで固定することで、支持性を獲得させます。

背中から見たところ

黄色靱帯

椎弓

硬膜管

椎弓の一部を
取り除いて除
圧を図る

横から見たところ

人工物

自家骨など

インストゥルメンテーション手術とは、チタン製のスクリューやロッドといった器具を用いて脊椎を固定する方法で、安定性を向上させ骨癒合を促進することができます。除圧術や椎体置換術など、多くの術式に併用して行われます。

メ モ

術後は痛みが強く、不安を抱えているので、少しでも安心できるよう、声掛けを行いましょう。

2 | 頸椎前方固定術

おもな適応疾患

- 頸椎椎間板ヘルニア P.21
- 後縦靱帯骨化症 P.26

手術の概要

- 頸部前方からアプローチし、頸椎椎体前面から椎間板を取り除き、神経組織に対する圧力を解除します。腸骨（骨盤の一部）を骨移植し、上下の椎体で移植骨を固定する方法です。

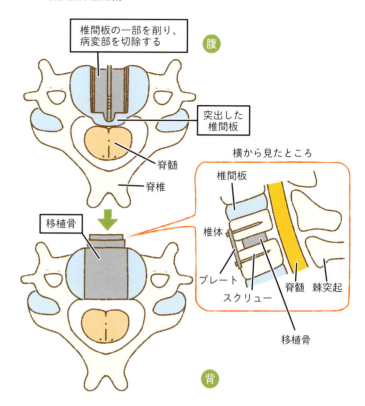

▼ 頸椎前方固定術

3 | 環軸椎体固定術

おもな適応疾患

- 関節リウマチなどによる環軸関節亜脱臼

手術の概要

- 不安定性のある環軸椎を固定するため、環椎（C1）と軸椎（C2）の間に骨移植を行い、固定します。
- 固定には、スクリューやワイヤーを用いることもあります（インストゥルメンテーション手術）。
- 内固定の脱転による神経組織の圧迫が生じていないか観察します。

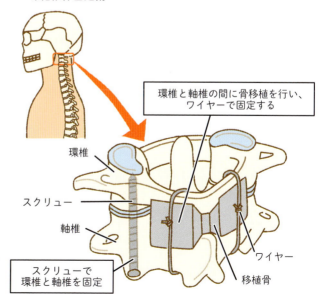

▼ 環軸椎体固定術

4 | 腰椎椎弓切除術（開窓術）

おもな適応疾患

- 脊髄腫瘍
- 不安定性のない脊柱管狭窄症 P.23

手術の概要

- 棘突起や椎弓、黄色靱帯を切除することで、馬尾や神経根の除圧を図ります。開窓術などもこれに当たります。必要に応じて固定術を併用します。
- 椎間関節自体は保持されているため、支持性の変化は少ないですが、医師の許可があるまでコルセットの装着が必要です。経過によって異なりますが、1～2椎間の開窓術の場合で1カ月、3椎間以上の場合で1～2カ月が標準的です。

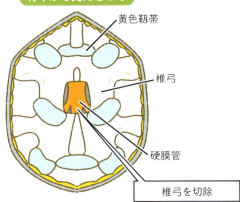

▼ 腰椎椎弓切除術（開窓術）
背中から見たところ

5 | 頚椎椎弓形成術（脊柱管拡大術）

おもな適応疾患

- 頚椎症性脊髄症 P.20　後縦靱帯骨化症 P.26

手術の概要

- 頚椎の椎弓の一部を切離したり切開したりするなどし、残った椎弓に溝を入れることで椎弓を開き、脊柱管を広げる手術です。通常、落ち込み防止のため、広げた椎弓間に骨移植をします。

▼ 椎弓形成術①

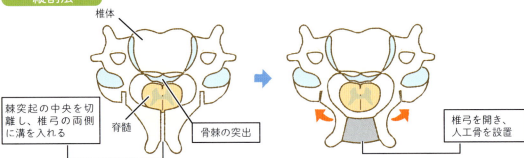

縦割法

片開き法

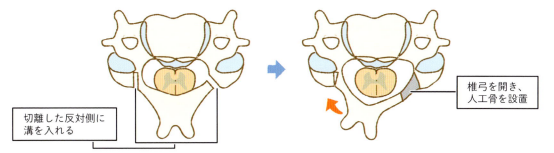

6 | 髄核摘出術（LOVE法）

おもな適応疾患

- 腰椎椎間板ヘルニア P.22

手術の概要

- 近年、髄核摘出術のほとんどは後方からのアプローチで行われます。
- 椎弓の間から神経組織にアプローチし、脱出した髄核を摘出するなどして神経根の圧迫を取り除きます。安定している椎間板やそのほかの部位は温存します。
- 創部が小さく侵襲の少ない内視鏡を使った手術（内視鏡下椎間板切除術〔MED〕、経皮的内視鏡下椎間板切除術〔PED〕）もあります。
- 医師の許可があるまでコルセットの着用が必要です。経過によって異なりますが、1カ月程度が標準的です。
- 腰椎椎間板ヘルニアの手術では、術後に手術部位に再びヘルニアを生じる場合があります。神経症状、特に疼痛の増強や再燃がないか注意します。

▼ 髄核摘出術（LOVE法）

背中から見たところ

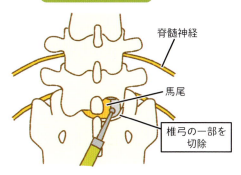

上から見たところ

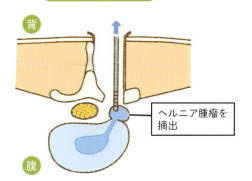

椎弓が切除された部位には、その後、瘢痕が形成されます。

7 | 腰椎椎体間固定術（腰椎後方進入椎体間固定術：PLIF）

おもな適応疾患

- 腰椎不安定性のある脊柱管狭窄症 P.23
- 腰椎変性すべり症 P.28

▼ 腰椎椎体間固定術（PLIF）

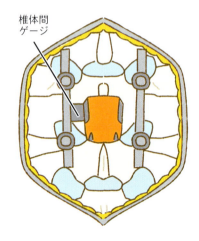
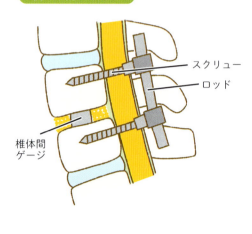

手術の概要

- 椎弓を切除し、神経をよけて椎間板を切除、その空間に椎体間ケージ（移植骨を入れる四角い箱のようなもの）を入れて骨移植を行います。
- ロッドとスクリューを用いて椎体間を固定することもあります（インストゥルメンテーション手術）。
- 手術部位の骨がもろいと、固定が安定しない場合があります。内固定の脱転による神経症状の出現に注意して観察します。
- 手術によって侵襲された筋膜や筋肉が修復されるのが3～6週ほど、骨癒合には約3カ月かかります。そのため、医師の許可があるまでコルセットの着用が必要となります。3～6カ月が装着期間の目安となります。

C 脊椎疾患患者の看護

1 | 保存療法の看護

装具装着の必要性の指導

- 脊椎の術後に回旋や前・後屈といった動きが生じないよう、装具を装着します。頚椎ではカラー、腰椎ではコルセットが使われます。医師の指示があるまではずさないように指導します。
- カラーを装着すると視野が制限され、足元が見えにくくなります。歩行時は転倒に注意が必要です。
- 退院後も装着が必要となる場合が多いため、患者さん本人または家族が脱着できるよう、指導や説明を行います。

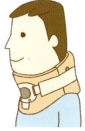
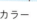
カラー

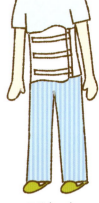
コルセット

2 | 脊椎手術療法の看護

術前の看護のポイント

入院時オリエンテーション

- 術前オリエンテーションは、クリティカルパスを用いて手術の準備や手術前後の経過を理解し、不安の軽減を図ることを目的として行います。
- 準備物品や、術前〜退院までの経過、術後の安静度、体位変換の方法、入院中の過ごし方、血栓予防の方法、術式によっては装具装着が必要となることなどを説明します。

現病歴・神経症状の把握

- 表のような症状について、いつからどのように出てきているのか正しく把握しておきます。

▼ 術前に確認しておく症状や病歴

- 疼痛の有無・部位・程度
- 知覚障害の有無・部位
- 巧緻性障害の有無と程度
  （箸が使いにくい、ボタンが留めにくいなど）
- 上・下肢の筋力低下
- 膀胱直腸障害の有無と程度
  （頻尿、排尿開始遅延、尿失禁など）
- 疾患に対する患者の理解度
- 姿勢・歩行状態
  （つまずきやすいか、膝折れの有無）　など

> **なぜ現病歴や神経症状を把握しておく必要があるの？**
>
> 術前の症状は、同じ疾患でも患者さん個々によって異なります。痛みやしびれの出方についても、患者さんごとに表現の仕方が違います。患者さんが自分の言葉で表現できるよう対応し、訴えを十分に聞きましょう。患者さんの症状に変化があった場合、早期発見につながります。

クリティカルパスは、標準的なケア、治療、処置、安静度などがスケジュール表のようにまとめられたものです。

▼ クリティカルパス（患者用）

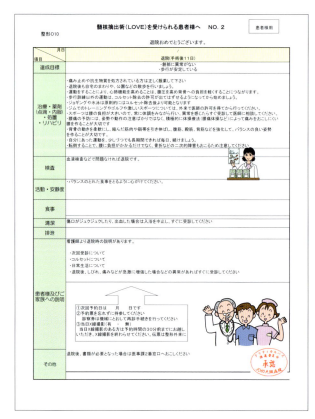

クリティカルパスによって入院前や入院時に患者さんに渡すことで、入院中の治療内容や生活の流れを知り、安心して入院生活を送っていただくことに役立てます。

術後の看護・観察のポイント

安静度

- 術直後は頚部の安静を保てるようベッド上安静となり、ギャッチアップも制限されます。ADLや体位変換に介助が必要となります。
- 術翌日から歩行練習を開始し、術翌々日には閉鎖式ドレーンを抜去します。患者さんの状態や術式によって違いますが、術翌日から3日目程度で歩行が可能になります。
- 頚部の過度な前屈・後屈などはしないよう指導します。装具装着の有無や、装着期間などは術式によって異なります。前方固定術の場合、骨の固定が確認される術後4〜8週間装着します。禁忌肢位は前屈・後屈・回旋運動です。
- 腰に負担のかかる動作を控えるよう説明します。過度の屈曲や体幹の捻転、重いものを持つ動作、長時間の座位など同一姿勢をとり続けることは、避けるように指導します。

神経症状の把握

- 手術による神経圧迫の除圧効果の確認とともに、創部の出血に伴う血腫や、内固定具の脱転による神経組織の圧迫などが生じていないか、経時的に観察します。
- 疼痛やしびれの増強がないか、また術前の<u>徒手筋力テスト</u>（manual muscle test：MMT）と比較して変化がないか観察します。急激な神経症状の悪化を認めた場合には、ただちに医師に報告します。

●徒手筋力テスト

個々の関節または筋群の筋力を徒手的に検査する方法のことです。術者が徒手的に被検者の筋肉に負荷をかけ、被検者はそれに抵抗し、どの程度抵抗できるかによって6段階に分けます。特別な器材や検査の場所を選ばないというメリットがあります。

5 (normal)	強い抵抗を与えても重力に打ち勝って関節を動かせる
4 (good)	かなりの抵抗を与えても重力に打ち勝って関節を動かせる
3 (fair)	抵抗を与えなければ重力に打ち勝って関節を動かせる
2 (poor)	重力を除けば正常な関節可動域いっぱいに動かせる
1 (Trace)	筋収縮は認められるが、関節は動かない
0 (zero)	筋肉の収縮がまったくみられない

▼ 神経症状の把握

- 上下肢の疼痛の有無、部位、程度
- 上下肢のしびれの有無、部位、程度
- 上下肢の自動運動の筋力評価
  （徒手筋力テスト〔MMT〕に準じる）
- 知覚症状の有無、部位、程度
- <u>10秒テスト</u>
- 日常生活動作の障害の程度
- 膀胱直腸障害の有無

●10秒テスト

- 手指巧緻運動障害の評価法です。患者さんにできるだけ素早くグーパーをしてもらい、10秒間に何回できるかを数えます。左右別々に、しっかり開いてしっかり閉じてを繰り返します。脊髄がどの程度障害されているかを正確に図るのはむずかしいですが、簡便にできる検査として広く用いられています。
- 脊髄症状のある患者さんではしばしば指を開くことが困難ですが、健康な人であれば高齢者でも20回以上行うことが可能です。20回未満であれば、巧緻運動障害あり（陽性）と判定します。

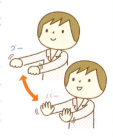

人間が健康的な日常生活を行うためには、MMT3以上の筋力が必要といわれています。

デルマトーム（皮膚分節）

- ✓ デルマトーム（皮膚分節）とは、それぞれの脊髄神経の感覚系における支配領域のことです。神経根ごとに皮膚表面の感覚に領域があるので、感覚障害を生じた皮膚の領域（位置）を調べることで、脊髄の障害高位を推定することができます。

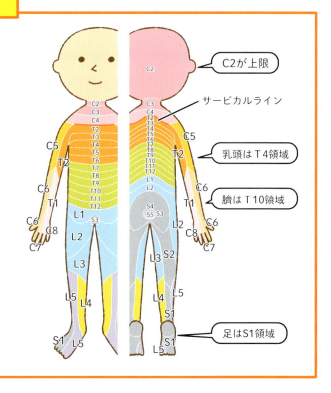

- C2が上限
- サービカルライン
- 乳頭はT4領域
- 臍はT10領域
- 足はS1領域

ドレーン管理・出血量・ガーゼ汚染の有無の確認

- 術後は閉鎖式ドレーンでの排液が行われます。ドレーンチューブが折れ曲がったり閉塞していないか、ドレーンの吸引圧は指示どおりかを確認し、またドレーン排液の量、色と性状を観察します。
- 術後しばらくしても排液量が減少せず、性状がサラサラしており、貯留液が淡血性となる場合は、髄液漏の可能性も考慮が必要です。
- ドレーン留置中に排液量が急に減少した場合には、安易に「出血が止まった」と考えるのではなく、ドレナージが確実に行われているかを確認し、**医師へ報告**します。
- ガーゼに新鮮血の出血が徐々に広がっていく場合は注意が必要です。そのため、ドレーンからの排液量と併せて、ガーゼ出血の有無と程度を経時的に観察する必要があります。

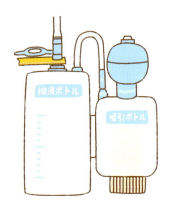

ドレーンチューブの折れ曲がりや閉塞はないか、ドレーンの吸引圧は指示どおりかを確認し、またドレーンの排液量や性状を観察します。ドレーンが閉塞すると創内に血液が溜まり、血腫の原因となります。そのため、排液量が急に減少した場合は医師に報告し、適宜、ミルキング（ドレーンのつまりを防ぐために、チューブをしごくこと）を行う必要があります。

手術後のドレーン排液量は術式によって大きく異なります。量や性状に注意して観察しましょう。

離床時の看護・観察のポイント

- 離床時は、長期臥床による血圧の変動や、下肢の神経症状による転倒に十分に注意します。
- 離床による痛みやドレーンが入っていることでの不安から、離床への意欲を減退させることのないよう、必要時には離床前に鎮痛薬で疼痛コントロールを行ったり、患者さんに付き添って安心感を与えたりするようにします。

3 | おもな合併症と観察のポイント

手術部位感染（SSI：surgical site infection）

- 創部の腫脹や熱感・発赤、持続する頸部痛（特に安静時の痛み）、1週間以上続く38℃以上の発熱、術後の吸収熱の解熱後3～5日目ごろから再発する発熱、CRP（C反応性蛋白）の再上昇があれば創部感染を疑います。
- 多くの場合、術中の創部の細菌（多くは患者自身がもっている菌）が原因で起こります。
- 創部の疼痛、腫脹、発赤、熱感の有無と程度を把握します。ドレーンが留置されていれば、排液量・性状の観察も重要です。

髄液漏

- 術中の操作によって硬膜が損傷し、髄液が硬膜外へ漏れている状態です。
- ドレーンからの排液が、淡血性から次第に無色透明のサラサラした液体へ変化が認められたときは髄液漏を疑い、バイタルサインと髄膜刺激症状（頸部硬直、ケルニッヒ徴候、ブルジンスキー徴候など）、低髄圧症状（頭痛、悪心・嘔吐）の有無を確認、ただちに医師へ報告します。
- ドレーンの吸引圧を下げると排液量が低下し、術後1週間経過すればドレーンを抜去しますが、それでも髄液の漏出が止まらないときは、腰部からのドレナージや再手術で硬膜縫合を行う場合もあります。
- 髄液漏を生じた場合は、閉鎖式ドレーンから圧をかけすぎないように、吸引圧を医師へ確認します。

▼ 髄液漏のメカニズム

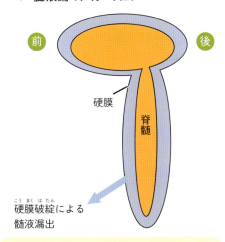

脳、脊髄、硬膜の関係（矢状断／左が前）。硬膜の破綻によって髄液が漏出し、髄液圧の低下と髄液量の減少が起こります。

▼ 髄膜刺激症状

頸部硬直	ケルニッヒ徴候	ブルジンスキー徴候
・仰臥位をとってもらい、頭部を持ち上げると抵抗があること	・仰臥位で股関節および同側の膝関節を直角に曲げた状態で、膝を押さえながら下肢を他動的に素早く伸展すると、後頭部がのけぞること	・仰臥位で検者は片方の手を患者の頭の下に置き、もう片方の手を胸の上に置いて、体幹が挙上しないように頭部をゆっくり前屈させると、伸展していた両下肢が自動的に立て膝になること
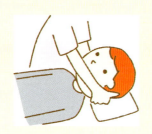	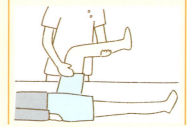	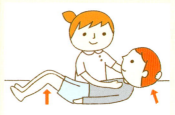

硬膜外血腫

- 術後の出血によって硬膜外腔内に血液が貯留した状態で、ドレーンから術創内の出血が排液されずに貯留すると、脊髄や馬尾・神経根を圧迫し強い疼痛や麻痺が起こります。手術直後から1週間程度は注意が必要です。
- 麻痺や強い疼痛が起こります。手術直後に症状が出ることは少なく、徐々に悪化することが多いです。特にガーゼ汚染がある場合はドレーンが機能していない場合があり、神経症状のチェックは必須です。血腫が形成されると緊急で血腫除去術が必要な場合もあるので、血腫を疑った場合は必ず医師へ報告しましょう。
- 前方固定の場合、血腫形成による気管圧迫、呼吸障害を生じる可能性もあり注意が必要です。
- 早期発見・早期治療によって重篤な合併症を防ぐことができます。

深部静脈血栓症（DVT） P.70

- 術中・術後に下肢を動かさない状態が続くと、筋肉のポンプ作用が発揮されません。そのため下肢の静脈がうっ滞し、血管内に血栓が生じるおそれがあります。血栓が肺動脈まで流れ、そこで詰まると肺血栓塞栓症（PTE）の原因となります。

C5麻痺

- C5麻痺とは、頸椎後方除圧術の術後に生じる、肩の挙上困難を中心とした上肢の麻痺のことです。椎弓形成術などの術後早期から数日後に、肩関節周囲から肩甲骨周囲の疼痛などを伴って生じます。
- 原因は不明ですが、頸椎除圧術術後に5％の頻度で神経支配筋である三角筋・上腕二頭筋の筋力低下を生じることがあり、肩の挙上や肘の屈曲が困難になることがあります。

- 術中操作による神経根障害や、後方への除圧によって術後に脊髄および神経根が後方へ移動することによる神経根の牽引、脊髄内の循環障害などが原因とされています。
- 疼痛の部位と痛みの評価、肩関節挙上の筋力低下の有無と程度、神経根レベルでの筋力低下の有無の観察が重要となります。
- 多くは自然軽快します。頚椎の後方手術・前方手術ともに起こりえます。

骨移植に伴う異常

採骨部の異常
- 腸骨を採取した場合は、採骨部に痛みを生じることがあります。まれに、転倒などがなくても採骨部骨折を生じることもあるので注意しましょう。

移植骨の脱転
- 前方固定術後の場合、移植骨の脱転を生じると神経症状や疼痛が出現するリスクがあり、嗄声や嚥下障害に注意が必要です。頚椎前方の血腫によって気道狭窄を来して呼吸困難となることがあるので、頚椎前方手術では頚部腫脹の有無も注意深く観察する必要があります。術後は頚椎装具の着用が必要です。

褥瘡

- 脊椎手術は多くの場合、腹臥位で行われるため、皮膚が圧迫され褥瘡形成のリスクがあります。胸部、顔面、腸骨部、耳介部、膝部、下腿でのリスクが高いです。
- 特に長時間の手術では可能性が高く、手術室看護師との連携、帰室後の観察が必要です。

▼ 腹臥位での褥瘡好発部位

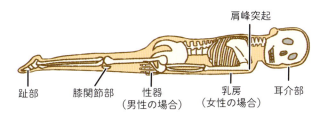

軸性疼痛

- 頚椎後方手術後に、頑固な頚部および肩甲帯の疼痛やこわばり感を訴えることがあり、軸性疼痛といいます。

4 | 脊椎疾患で使われるおもな装具

頸椎装具

▼ フィラデルフィアカラー

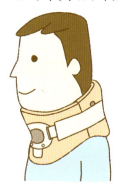

- 頸椎運動、特に後屈を制限し、頸部の安静を保持します。
- 頸椎前方固定、後方固定術など、より強固な固定を要する場合に選択されます。術式や手術する脊椎の範囲に応じて、主治医から装着の指示があります。
- むれや圧迫によって皮膚トラブルが起こりやすいので、皮膚状態や発汗量に合わせ、ハンドタオルやガーゼハンカチなどを当てます。清潔ケアを行い、適宜、皮膚状態を観察します。

フィラデルフィアカラーでの注意点
- フィラデルフィアカラーは、皮膚との接触範囲が広く、顎部・後頭部・前胸部への圧迫によって皮膚トラブルを生じやすくなります。専用のカバーが付いていますが、オルソラップなどの緩衝材の使用や肌着の着用も検討します。
- 食事時に顎部が汚染しやすく、汚染による皮膚状態の悪化の可能性もあるので、適宜、タオルやエプロンなどを用いて汚染を予防します。
- シャワー浴時には、シャワー用のカラーを使用します。

腰椎装具

▼ コルセット

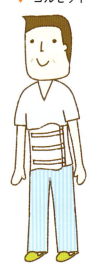

- コルセットには、腰椎や胸椎を支える、脊柱の運動制限と安静の保持、体幹筋活動の補助、良肢位の維持および矯正といった目的があります。術後だけでなく、脊椎圧迫骨折や化膿性脊椎炎の保存治療にも使用されます。基本的には臥位時以外は装着となります。
- 術式や手術する脊椎の範囲、安静期間に応じて主治医が種類やサイズを選択し、義肢装具士が採寸して作製します。
- 術翌日の離床時から装着を開始します。長期の装着が必要になる場合が多いため、患者さん本人や家族が装着できるよう、説明や指導を行います。
- 1日中装着していると、皮膚トラブルや筋力の低下がみられるので、コルセットの解放時間を設けるようにします。
- コルセットを素肌に直接装着すると、辺縁部が肌に当たったり、発汗による蒸れなどで皮膚トラブルを生じやすくなります。必ず、肌着や寝衣の上から装着します。

4章 下肢の疾患・手術・看護

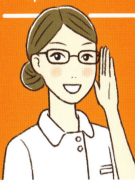

下肢の疾患では、歩行に影響する痛みや変形などを主訴とすることが多いのが特徴です。
生活のなかで歩行が障害されるということの不自由さを理解し、痛みや不安に寄り添った看護を行いましょう。

A　下肢のおもな疾患

1│変形性股関節症

股関節の解剖生理

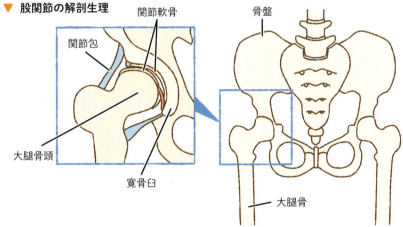

▼ 股関節の解剖生理

- 股関節は骨盤の一部である寛骨臼と大腿骨頭からなる、体内で最も大きな関節のひとつです。球状の大腿骨頭を寛骨臼が覆う球関節で、運動と支持という重要な役割を果たしています。
- 正常な股関節では、寛骨臼が骨頭を包み込んでおり、関節を安定させています。股関節が安定し、さらに周辺の筋肉と協調することで、脚を前後左右に動かすことができます。

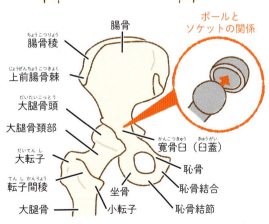

日々の患者さまとのかかわりで、さまざまな発見をすると思います。
そのなかで患者さんに満足していただける看護を見つけてがんばってください！

病態・症状

- 大腿骨頭や臼蓋の表面にある軟骨がすり減り、骨の増殖・破壊・炎症が生じることで痛みや関節可動域制限が現れ、日常生活動作が障害される疾患です。
- 変形性股関節症は大きく2つに分類されます。一次性変形性股関節症は、特に原因がなく肥満や加齢に伴い、軟骨が物理的に削れて発生するものです。二次性変形性股関節症では、寛骨臼形成不全や先天性股関節脱臼などが原因となって発生するもので、変形性股関節症の大半を占めます。
- 歩行時の脚の付け根の軽い痛み・腰痛などの初期症状から始まり、進行してくると傾いて歩くようになったり（**トレンデレンブルグ徴候**）、靴下を履く動作や爪切りなどができなくなったり、左右で脚の長さが異なったりします。

> 患肢で片脚立ちをしたとき、中殿筋の筋力低下によって健肢側の骨盤が下がる現象のこと。

▼ 変形性股関節症の病期

X線では以下のように病期判定できます。

前期	初期
寛骨臼形成不全はあるが、軟骨は減っていない。	軟骨が、わずかにすり減り始め関節の隙間が狭くなる。

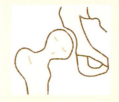 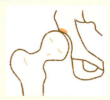

進行期	末期
軟骨が減り関節の隙間がなくなる。痛みが最も強い時期。	軟骨がなくなり、骨が変形する。

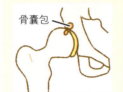 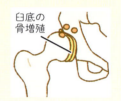

骨嚢包 / 臼底の骨増殖

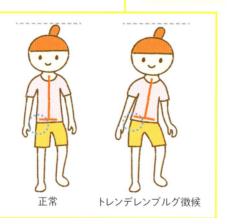

正常　　トレンデレンブルグ徴候

おもな治療

保存療法

①体重を減らす

- 歩行時などは股関節には体重の3倍くらいのエネルギーがかかるといわれています。体重を10kg減らすことができれば、股関節にとっては30kg分のダイエット効果があり、負担の軽減が期待できます。

保存療法としてダイエットは効果的ですが、疾患の痛みのために運動が困難な場合もあり、現実的にはむずかしいことが少なくありません。

②股関節周囲の筋力アップ
- 関節がしっかり安定していれば痛みはあまり発生しません。反対に関節がグラグラで不安定だと痛みが起こりやすくなります。

③進行を防ぐ日常生活の注意
- 階段の上り下りは手すりを使用する、杖を使う、ベッドや椅子など洋式の生活に変更するなどで、股関節への負担は減ります。

④薬物療法
- 非ステロイド抗炎症薬（NSAIDs）の投与や、ステロイドの関節内注入を行います。

⑤装具療法
- 股関節の動きを制御・固定することで疼痛を軽減したり、脚長差を補うことで歩行を補助したりするため、ヒップサポーターやヒールクッションなどを装着します。
- 安楽な姿勢が保てるように、就寝時などは枕を使用します。

手術療法
- 術式は病期や年齢、病態、社会的背景を考慮します。

①関節温存術　P.62
- 大腿骨頭の被覆や関節の適合性を改善させて関節症の進行を予防する手術です。

②人工股関節全置換術（THA）　P.56
- 大腿骨頚部骨折や股関節疾患の末期に対して行われます。関節面の不良な部分を除去して人工股関節に置き換える手術です。

▼ 股関節周囲の筋力アップの具体的な訓練内容

ほかにも多くの訓練がありますが、年齢や運動能力に応じて増やしていきます。

①**セッティング運動**（大腿四頭筋）
膝の下にタオルなどを入れ、足先を上に向け、膝を下向きに押し付ける。5秒間×10回を数セット

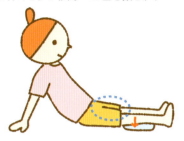

②**SLR**（大腿四頭筋・腹筋）
膝を伸展位に保ったまま挙上し、ゆっくり下ろす。挙上した状態で5秒保持×10回を数セット。

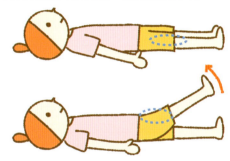

③**外転運動**（中殿筋）
膝を上に向けたまま、ゆっくりと外転させゆっくり戻す。10回を数セット。

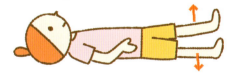

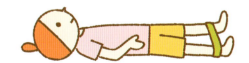

喫煙が骨頭壊死の一因とする説があります。術後、血栓や創治癒にも影響があるので、禁煙をサポートします。

2 | 大腿骨頭壊死

病態・症状

- 大腿骨頭を栄養する血行（回旋動脈や被膜動脈）が途絶することで、骨頭組織が壊死する疾患です。血行障害の原因が明らかなものを症候性大腿骨頭壊死、明らかでないものを特発性大腿骨頭壊死といいます。
- ステロイドの大量投与や、アルコールの多飲によって特発性大腿骨頭壊死のリスクは高まりますが、発症のメカニズムはいまだ不明です。
- 壊死のみの段階では無症状で、骨頭が圧潰されると痛みを伴います。進行すると、可動域制限、歩行障害、跛行を認めるようになります。

▼ 大腿骨頭の血流

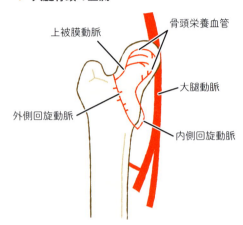

おもな治療

- 大腿骨頭壊死の治療方法は、圧潰の進行度によって決まります。

保存療法

- TypeAのように、壊死範囲が小さく非荷重部分にある場合は保存療法が選択されます。骨頭の圧潰が進行して関節の変形が進むまでは可動域が比較的保たれるため、杖などを使用し負担を減らすなどの生活指導が必要です。

手術療法

- 骨頭の圧潰進行が懸念される場合は手術治療を検討します。若年者であれば関節を温存する骨切り術 P.62 を選択することもありますが、壊死が進んだ状態であったり、高齢であったりする場合にはTHA P.56 が選択されます。

▼ 大腿骨頭壊死のType（タイプ）分類

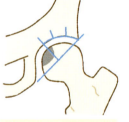

● TypeA
壊死域が臼蓋荷重面の内側1/3未満にとどまるもの、または壊死域が非荷重部のみに存在するもの

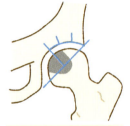

● TypeB
壊死域が臼蓋荷重面の内側1/3以上2/3未満の範囲に存在するもの

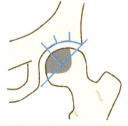

● TypeC-1
壊死域が臼蓋荷重面の内側2/3以上に及び、壊死域の外側端が臼蓋縁内にあるもの

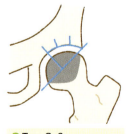

● TypeC-2
壊死域が臼蓋荷重面の内側2/3以上に及び、壊死域の外側端が臼蓋縁を越えるもの

骨頭壊死は大腿骨頭以外にも、肩関節や足関節などにも起こることがあります。

3 | 大腿骨近位部骨折

病態・症状

- 大腿骨の解剖生理はp.48を参照。
- 大腿骨近位部骨折とは骨頭から転子下までの骨折のことをいい、「大腿骨頸部骨折」は関節内骨折、「大腿骨転子部骨折」は関節外の小転子付近までの骨折です。加齢によって運動能力・認知能力が低下して転倒しやすいことや、骨密度の低下によって骨の強度が弱くなっていることが原因のひとつです。
- 分類にはガーデン（Garden）の分類を用いるのが一般的です。

▼ 大腿骨近位部骨折の分類

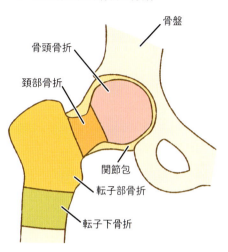

▼ 大腿骨頸部骨折のGarden分類

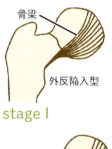
stage Ⅰ　外反陥入型　骨梁

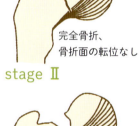
stage Ⅱ　完全骨折、骨折面の転位なし

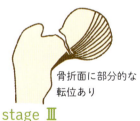
stage Ⅲ　骨折面に部分的な転位あり

stage Ⅳ　骨折面に完全な転位あり

▼ おもな受傷機転

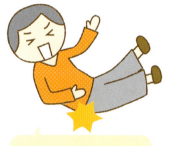

転倒による受傷が多く、特に高齢女性に好発します。

おもな治療

- 全身状態が不良で手術に耐えられない場合以外は、手術の適応です。
- 術式の選択については骨折の部位、転位の有無によって異なります。転子部骨折や転子下骨折（頸部外側骨折）では観血的整復固定術を行います。内側骨折では転位がないもしくは転位が小さいstage Ⅰ・Ⅱは観血的整復固定術 P.63 が、転位のみられるstage Ⅲ・Ⅳでは大腿骨頭への血流がとだえ、骨頭壊死のリスクが高まるため人工物置換（人工骨頭置換術〔BHA〕、人工股関節置換術〔THA〕など）P.56, 61 を行うことが多いです。
- 高齢者では、長期臥床に伴う誤嚥性肺炎、せん妄、筋力低下など廃用症候群が問題となります。できる限り早期に手術を行い、早期からリハビリテーション（以下、リハビリ）を始めることが必要です。

合併症を起こすとリハビリが進まず、廃用につながります。
患者さんにそのとき、本当に必要なケアや治療を考えましょう。

4 | 大腿骨骨幹部骨折

病態・生理

- 大腿骨は近位部・骨幹部・遠位部に分類されます。骨幹部は体重を支える丈夫な部位のため、外傷など大きな外力が作用しない限り骨折はしません。交通事故などの高エネルギー外傷によることが多く、青壮年で好発します。
- 起立・歩行困難や、自動運動不能など、強い痛みがみられます。外力の大きさにもよりますが、腫脹、皮下出血が時間とともに増加し、出血性ショックに陥ることもあります。

▼ 大腿骨の解剖生理

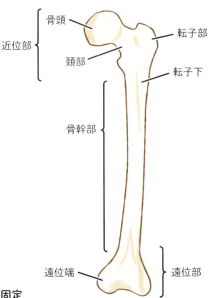

おもな治療

- 髄内釘固定を行うのが一般的です。
- 大腿骨顆上骨折（大腿骨の膝に近い部位の骨折）では骨折型によって、膝関節から挿入する逆行性髄内釘やプレート固定が選択されます。
- THA術後、転倒などによってステム周囲を骨折することがあります。その場合は、髄内釘は挿入できないので、プレートで固定します。

▼ 骨幹部骨折の髄内釘固定

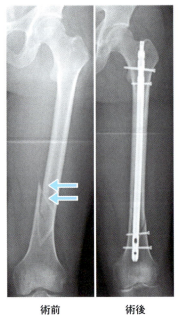

術前　　　術後

▼ ステム周囲の骨幹部骨折のプレート固定

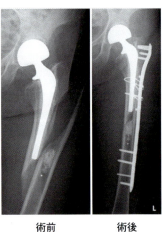

術前　　　術後

看護のポイント

術前

- 骨幹部骨折は転位が大きいことが多く、痛みが強い場合が少なくありません。そのため、手術待機の時間や保存治療として、ベッド上安静で牽引を行うことがあります。
- 体圧分散マットレスを使用し、痛みに配慮しながら体位変換を行い、褥瘡を予防します。深部静脈血栓症（DVT）予防のため弾性ストッキングを装着し、足関節の底背屈運動を促します。ただし介達牽引の場合、患肢に弾性ストッキングを装着するとズレの原因になるため、弾性ストッキングは使用しません。

超音波骨折治療は、サッカーのベッカム選手や野球の松井秀喜選手が受けたことで注目されました。

直達牽引

- 骨に直接鋼線を通し、重りで引っ張ることで骨折部の整復を行います。
- 長期間、牽引が必要な場合や、筋肉量が多い若年者の骨折、膝下の骨折で介達牽引ができない場合などに行われます。

介達牽引

- ゲット帯とトラックバンドで下腿を固定し、重りで牽引します。
- 侵襲が少なく行えるメリットがありますが、スキントラブルを防ぐため、2〜3kgまでの牽引力でも効果が得られる場合に行われます。

術後

- 手術で骨折部の安定性が得られれば、痛みに応じて離床が可能です。
- 荷重制限があることが多く、指示に合わせて早期からリハビリを行う必要があります。荷重開始の時期は骨折の部位や術式、骨癒合の程度などによって判断されますが、一般的には6〜8週ごろとなることが多いです。
- 大腿骨は骨癒合が得られやすく、**偽関節**は起こりづらいとされていますが、骨癒合が得られにくい場合は**超音波骨折治療**を行うことがあります。

▼ 直達牽引

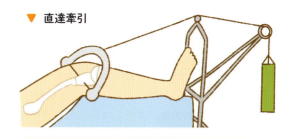

- 刺入部の腫脹、発赤出血がないか観察が必要です。
- 腓骨神経麻痺の予防が必要です。

▼ 介達牽引

ゲット帯
トラックバンド

- 腓骨神経麻痺に注意が必要です。
- トラックバンドによる皮膚トラブルに注意が必要です。
- ゆるすぎると十分な牽引ができず、きつすぎると循環障害や神経麻痺の原因になるので、観察と定期的な巻き直しが必要です。

骨折の治癒障害、骨折の重篤な合併症のひとつ。

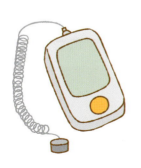

超音波を骨折部に与えることで骨の形成を促進し、骨癒合を早めます。基本的に副作用はありません。マーキング部位が消えないようにします。

なぜ早期リハビリが必要なのですか？

過度に安静にしたり、身体を動かさないでいたりすると、筋萎縮や関節拘縮など、さまざまな廃用症候群の症状を引き起こす危険性があります。不必要な安静は避け、早いうちから、治療を妨げない範囲でのリハビリを行います。

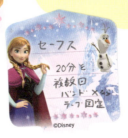

超音波骨折治療は2008年に開放骨折と粉枠骨折に対して保険適応となりました。

5 | 変形性膝関節症

膝関節の解剖生理

▼ 膝関節の解剖（右足）

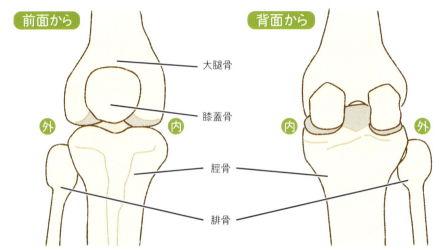

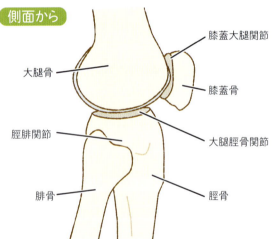

- 膝関節は股関節とともに人体で最大の関節のひとつで、歩行や運動の際に中心的な役割を担います。
- 膝関節は、大腿骨、脛骨、膝蓋骨の3つの骨で構成され、関節腔は膝蓋大腿関節と大腿脛骨関節の2つの関節腔が連続してできています。

病態

- 変形性膝関節症は変形性関節症のうち最も多くみられ、関節軟骨の進行性変化を基盤として、徐々に膝関節の破壊・変形をきたす疾患です。
- 中高年（50歳以上）の肥満女性に好発し、明らかな原疾患がない一次性が大半を占めます。

▼ 変形性膝関節症の病態

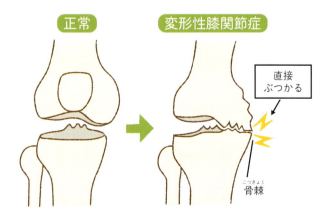

二次性膝関節症としては、外傷（半月板損傷、骨折、膝靱帯損傷）、関節炎（関節リウマチ、化膿性関節炎）などがあります。

症状

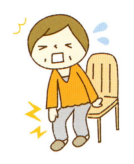

- 初期には、膝の関節軟骨の磨耗による疼痛や、可動域制限、二次性滑膜炎による関節腫脹が認められます。進行すると関節変形をきたします。

疼痛
- 初期は膝内側の運動開始時のこわばりや疼痛が特徴的です。進行すると動作中も痛みを訴えるようになり、歩行が困難になります。

関節可動域制限
- 膝関節の可動域は屈曲・伸展ともに徐々に制限され、次第に日常生活動作（正座や階段昇降など）が困難になります。

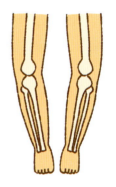

膝関節の腫脹
- 二次性滑膜炎による関節液の貯留などで、関節の腫脹がみられます。

関節変形
- 進行すると、膝内側の関節軟骨の磨耗や骨の圧潰などのため、膝の内反変形（内反膝〔O脚〕）が高度になります（外反膝〔X脚〕になる場合もあります）。

おもな治療

保存療法
- いずれの病期でも、保存療法が第一選択です。
- 薬物療法は非ステロイド抗炎症薬（NSAIDs）内服を基本とし、症状が強い場合にはヒアルロン酸やステロイドの関節内注射を行います。

手術療法
- 保存療法が無効な場合、手術療法が選択されます。術式は関節温存術と人工関節置換術に大別され、変形性関節症の進行度や病態、年齢などに応じた術式が選択されます。
- 人工膝関節置換術 P.64 で使われる人工関節は耐用年数が20年ほどといわれ、激しい運動には向かないため、高齢者に対して行われることが多いです。若年者には関節温存術を行うことが多いです。
- 確実な除痛効果と安定した術後成績から、人工膝関節置換術の手術件数は増加傾向にあります。正確な人工関節の設置、および適正な下肢アライメント・靱帯バランスの獲得が重要です。

人工膝関節置換術後の感染の発生率は1％前後とされています。

看護のポイント

保存療法

- 変形性膝関節症の要因として、加齢、性別、肥満、スポーツや重労働などの生活習慣、外傷、炎症性関節炎などがあります。患者さんに生活指導を行うときは、病態や症状悪化のリスク要因を理解しておく必要があります。
- 保存療法の主体となるのは、膝の可動域訓練と筋力訓練です。可動域訓練は、変形性膝関節症によって関節の動きが悪くなったり動く範囲が狭くなったりした場合に動きを改善し、動く範囲を広くするために行います。また、筋力訓練は膝を支える**大腿四頭筋強化を中心とした訓練**を指導します。

手術療法

- 手術療法の術前・術後看護では、術後感染の予防や深部静脈血栓症(deep vein〔venous〕thrombosis：DVT)、腓骨神経麻痺などに注意します。 P.68, 70

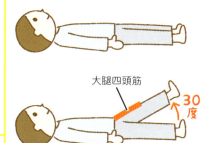

●大腿四頭筋強化訓練
①仰向けに寝る
②片方の脚を30°くらい上げる
③そのまま10秒ほど止める
④元に戻す
⑤左右とも、各4、5回行う

大腿四頭筋　30度

6 | 膝の靱帯損傷

膝の靱帯の解剖生理

▼ 膝関節の靱帯の解剖生理（右足）

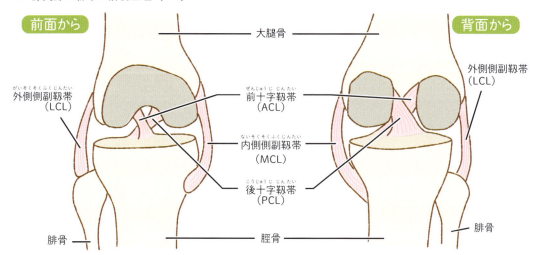

前面から／背面から
大腿骨
外側側副靱帯（LCL）
前十字靱帯（ACL）
内側側副靱帯（MCL）
後十字靱帯（PCL）
腓骨／脛骨／腓骨

大腿四頭筋運動をするときは、反対側の膝を曲げると腰への負担が減ります。

病態

- 前十字靱帯損傷の受傷機転（好発）としては、バスケットボールなどのスポーツ中の非接触損傷が挙げられます。たとえばジャンプからの着地、方向転換、急停止時に発生しやすく、女性に多い傾向にあります。接触損傷でも生じます。
- 膝の靱帯損傷は単独損傷だけでなく、複合靱帯損傷や半月板損傷の合併が起こりえます。
- 後十字靱帯損傷の受傷機転（好発）としては、交通外傷（ダッシュボード損傷など）やスポーツ中の接触損傷、膝屈曲位で膝前面を強く打撲したときなどが挙げられます。

おもな治療

保存療法

- 免荷、装具療法、大腿四頭筋訓練などを行います。

手術療法

- 活動性の高いスポーツ選手や膝崩れを繰り返す例などでは靱帯再建術 P.66 を行います。
- 術後は、感染や深部静脈血栓症、腓骨神経麻痺 P.68, 70 などに十分注意します。また術後早期は創部の腫脹がみられます。RICE 処置などを行い、全身状態や局所の所見を観察します。

> **● RICE 処置**
> rest…安静　　icing…冷却
> compression…圧迫　　elevation…挙上

▼ **膝関節靱帯の構造と機能**

十字靱帯
- 大腿骨と脛骨の間で前後に交差する2つの靱帯で、前後方向の安定性を高める。

半月板（半月）
- 大腿骨と脛骨の間にある半月状の線維軟骨で、関節面の安定性を高め、加重を分散したり、衝撃を吸収したりする働きがある。

側副靱帯
- 関節包の側方を補強し、膝関節の安定性を高める。

▼ **膝の靱帯損傷受傷時のおもな症状**

前十字靱帯損傷
- 受傷時の激痛、断裂音（ポップ音） - 数時間以内に著しい関節血症（関節腫脹） - 可動域制限 - 半月板損傷の合併 - 陳旧例では、膝崩れ、膝不安定感

後十字靱帯損傷
- 前十字靱帯損傷に比べ、自覚症状や機能障害は軽度であり、関節血症の程度はさまざま - 膝の打撲による皮膚損傷 - 後方ストレス時の疼痛 - 陳旧例では膝不安定感

内側側副靱帯
- 膝内側の疼痛、腫脹 - 外反ストレス時の疼痛 - 単独損傷では関節血症はまれ - 陳旧例では膝の不安定感

外側側副靱帯
- 膝外側の疼痛・腫脹 - 内反ストレス時の疼痛 - 陳旧例では膝の不安定感

大腿四頭筋とは、大腿直筋、外側広筋、内側広筋、中間広筋の総称です。

7 | 踵骨骨折

病態

- 踵骨骨折は、足根骨の骨折のなかで最も頻度が高い骨折です。高所からの転落によって踵部を強打して受傷することが多いです。このような高エネルギー外傷の場合、腰椎、骨盤などの骨折やほかの臓器損傷を伴うこともあります。
- 骨粗鬆症などで骨が脆弱化している場合、アキレス腱の牽引などの介達外力によって受傷することもあります。

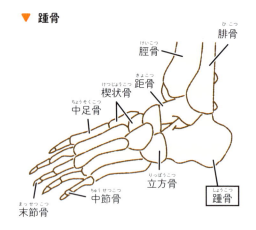
▼ 踵骨

症状

- 踵部に皮下出血や腫脹がみられ、激しい疼痛のため踵部への荷重が困難になります。

おもな治療

- 治療は、転位が少ない場合や徒手整復などで良好な整復位が得られれば保存療法を行い、転位が大きい場合は手術療法を行います。

8 | 外反母趾

病態

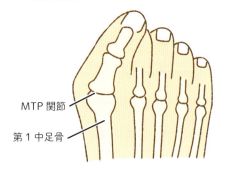
▼ 外反母趾

- 外反母趾は、MTP関節での母趾の外反と、第1中足骨の内反によって、第1中足骨頭が突出した状態です。
- 靴によって圧迫されると、突出部に滑液包炎（バニオン）や神経の絞扼が生じて疼痛を引き起こします。荷重が第2、3中足骨頭にかかるために、足底に有痛性の胼胝（たこ）がみられることもあります。

症状

- 外反母趾は女性に好発し、加齢とともに変形の増悪がみられます。

おもな治療

- 保存療法として靴選択の指導（先端部が広い、足が前後に滑らない靴を選ぶ、ハイヒールを避けるなど）、装具や足底挿板の使用、足趾の体操（足趾じゃんけん、ゴムを両側の母趾にかけて開く）を行います。
- 変形が進行し、疼痛が強い例には手術療法を行います。

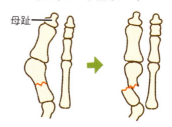

▼ 外反母趾の手術療法（骨切り術）

9 | アキレス腱断裂

病態

- アキレス腱断裂は、加齢によるアキレス腱の変性や、スポーツによるオーバーユース（使いすぎ）を背景に発生します。30〜40歳代のスポーツ活動中に好発します。
- 受傷時には初期治療としてRICE処置 P.53 を行います。

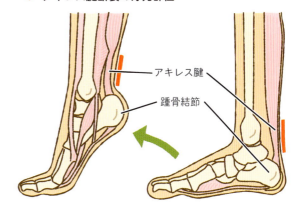

▼ アキレス腱断裂の好発部位

症状

- 歩行障害がおもな症状で、受傷直後は歩行困難ですが、しばらくするとべた足での歩行は可能になることが多いです。足の底屈（屈曲）は足趾の屈筋群などの働きで可能ですが、下腿三頭筋の大きな筋力を必要とする爪先立ちは困難になります。
- 断裂部の陥凹がみられます。完全断裂では陥凹を触知します。腫脹が強い例や部分断裂、陳旧例では陥凹が不明瞭な場合があります

おもな治療

保存療法

- ギプス固定や装具療法（アキレス腱断裂用装具）を行います。足関節を底屈位にしてギプス固定を行い、徐々に固定するときの底屈角度を減らしていきます。途中からアキレス腱装具に変えることもあります。整容面で優れていますが、再断裂の発生頻度は手術治療に比べて高いという報告が多いです。

手術療法

- アキレス腱縫合術が行われます。アキレス腱縫合術は、スポーツ復帰を望むなど活動性の高い患者さんに行うことが多く、保存療法に比べ再断裂のリスクが少ないです。観血的縫合術または小切開で行う経皮的縫合術が行われ、さまざまな縫合法があります。

外反母趾では、突出した第1中足骨頭が靴によって圧迫され、母趾のMTP関節の疼痛が生じます。

B 下肢のおもな手術

1 | 人工股関節置換術（THA：total hip arthroplasty）

適応疾患

- 変形性股関節症 P.43
- 大腿骨頭壊死 P.46
- 大腿骨頸部骨折 P.47

手術の概要

- 大腿骨頸部骨折や股関節疾患の末期に対して行われる、関節面の不良な部分を除去して人工股関節に置き換える手術です。
- 大腿骨を人工骨頭とステムに、寛骨臼を人工の臼蓋カップの人工物（インプラント）へ置換するので、侵襲は大きくなります。術後は脱臼する恐れがあるので、可動域制限が生じます。

前方アプローチ

- 中殿筋と大腿筋膜張筋の間から進入します。筋肉を傷めにくいといわれており、脱臼頻度も低く、禁忌肢位が不要な場合が多いです。

後方アプローチ

- 側臥位で大殿筋間から進入し、梨状筋・外旋筋群は切離します。股関節後方の筋や関節包などの軟部組織が、手術によって一時的に損傷された状態になるので、股関節後方の支持性が低下し、後方脱臼を生じるリスクが高くなります。

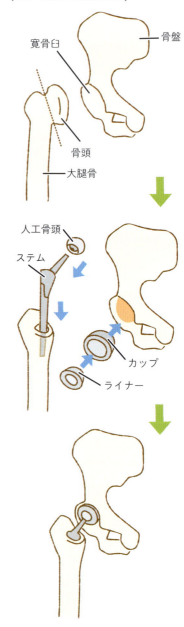

▼ 人工股関節置換術の概要
（右側・前方から見たところ）

アキレス腱断裂は、下腿三頭筋（腓腹筋、ヒラメ筋）と踵骨を連結する太い腱であるアキレス腱の断裂のことです。

特徴的な合併症

感染

- 感染は重篤な合併症のひとつです。感染を発症すると、洗浄・デブリードマン、抗菌薬含有セメントスペーサーの留置などで感染の鎮静化を図った後に再置換術を施行するなど、複数回の手術を要することもあり、治療に難渋します。
- 症状は、発熱および手術部位の疼痛、腫脹、熱感、発赤などが挙げられます。術後早期は、手術侵襲の影響で同様の症状が認められるため鑑別（かんべつ）が困難ですが、これらの症状が前日よりも増悪している場合は感染を念頭に置いて創部を観察し、早期発見・治療につなげることが重要です。
- 晩期感染の頻度は低いですが、体調を崩したときなどに起こることがあります。

深部静脈血栓症（DVT） P.70

- 手術後は臥床、下肢の運動低下、血流うっ滞、脱水などの要因によってDVTの発生頻度が高いといわれています。症状として、下腿・足背の浮腫、腫脹、緊満感（きんまんかん）、ホーマンズ徴候 P.70 などが挙げられます。
- 人工関節の手術ではDVTのリスクが高く、予防をしっかり行うことが重要です。

股関節の脱臼

- THA術後の脱臼の予防方法は術式によって異なります。
- 術後3カ月程度は筋肉がゆるんでおり、脱臼しやすいといわれています。患者さんの理解が得られ、自己管理することで十分予防できる合併症であり、術前・術後の患者指導が重要です。

前方アプローチの場合

- 前方の筋肉を切開しているため、そこが力学的弱点になりやすく、発症するとすれば前方脱臼になります。
- 前方脱臼を起こしやすい肢位は「過伸展、内転、外旋」です。具体的には股関節を過度にそらせる、股関節を内転させるようにねじる動作ですが、日常生活でそのような肢位をとることはあまりありません。
- 切開していない後方の筋肉が脱臼防止する働きをするので、前方アプローチによる後方脱臼の頻度は少ないです。

▼ 前方アプローチでの筋肉の切開

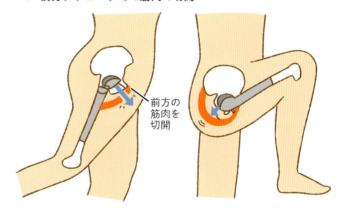

前方の筋肉を切開

4章 下肢の疾患・手術・看護

インプラント挿入によって、空港の金属探知機などに反応することがありますが、人工関節が入っていることを伝えれば大丈夫です。

後方アプローチの場合

- 後方の壁である筋肉を切開しているので、そこが力学的弱点になりやすく、後方脱臼を起こしやすくなっています。
- 後方脱臼を起こしやすい肢位は「90°以上の屈曲＋内転＋内旋」です。具体的には横座りや、いわゆる「とんび座り」、足を組む、モノを拾うなど、日常生活のなかでよく行う動作になります。
- 切開していない前方の筋肉が脱臼を防止する働きをするので、後方アプローチによる前方脱臼の頻度は少ないです。

磨耗・ゆるみ

- 長期間の使用によって起こります。定期的に通院し、人工関節を観察することが必要です。

▼ 後方アプローチでの筋肉の切開

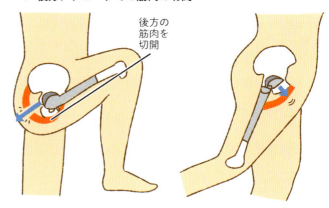

▼ 後方アプローチでの脱臼肢位

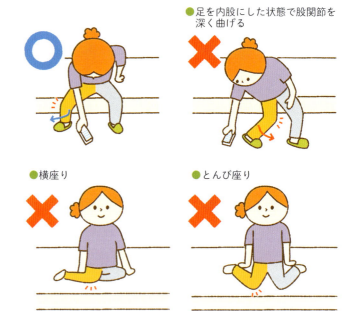

股関節の運動の方向と名称

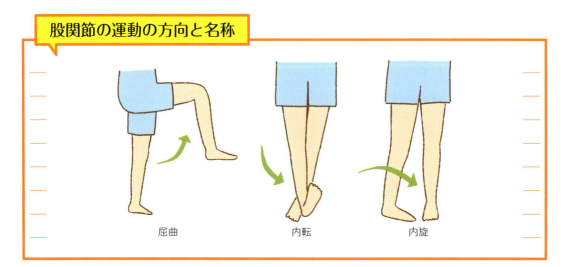

看護のポイント

術前の看護

- 術前の症状やADLを評価し、情報収集をします。手術まで安全に過ごせるようにアセスメントし、術後の症状との比較ができるようにすることが目的です。また必要であればADLを介助します。
- 退院後の住環境や生活環境を確認します。退院後の生活環境を知ることで、術後の獲得目標を考え、環境の調整が必要であれば準備できるように援助します。
- 術前からのDVT予防の指導が重要です。人工関節の手術はDVTのリスクが高いといわれています。弾性ストッキングの装着や抗凝固薬の内服を行いますが、患者さんが自分で行う足関節の運動 P.71 がいちばん効果的です。積極的な飲水も指導します。
- 術後の脱臼肢位について説明します。人工関節の脱臼リスクを知ってもらい、禁忌肢位をとらないような環境整備や物品の準備といった情報を伝えます。

術後の看護

- しびれや自動運動、脊椎麻酔の場合はデルマトームの神経支配 P.38 に沿って覚醒レベルを確認します。
- 安静臥床時に下肢が外旋位になると腓骨神経麻痺 P.68 を起こしやすいため、クッションなどで中間位と膝の軽度屈曲を保持し、腓骨小頭の圧迫を避けましょう。
- THAは腰椎麻酔で行われることもありますが、腰椎穿刺によって髄液が硬膜穿刺孔から漏出し、脳脊髄圧が低下することで頭痛や悪心を生じることがあります P.39 。頭部を挙上すると症状が増強することがあるため、安静を促します。

▼ 退院後の住環境の確認ポイント

- 生活スタイル（和式か洋式か）
  ※和式生活だと、布団に寝る、正座するなどの動作の獲得が必要です。
- 階段の有無
- 手すりの設置状況
- 椅子やソファー、トイレの便座、浴槽などの高さ
  ※低すぎると過屈曲となるため。
- 介護保険の利用状況
- 同居者がいるかどうか、またサポートしてもらえるかどうか
- 職業　　　　など

▼ ベッド上での脱臼予防動作

- 側臥位になるときは太ももの間にクッションを挟みます。

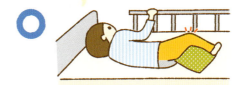

- 椅子やベッドに座るときは深く座ります。なるべく外股で内側のくるぶしが自分で見える姿勢が安全です。
- 足を開きすぎるのではなく、外股を意識してもらうために、座っているときはロール枕を挟みます。

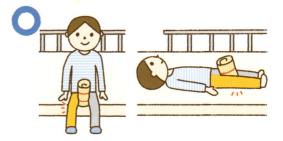

THAは腰椎麻酔が多いですが、手術時間が長かったり、腰椎疾患があったりする場合などは、全身麻酔となることもあります。

- THAでの術中・術後の出血量は300〜500mL程度です。In（輸液、輸血、飲水量、食事摂取量）とout（出血量、尿量、不感蒸泄）のバランスやバイタルサインから、全身状態をアセスメントします。
- 褥瘡予防のため体位変換は必要です。術後しばらくは手術による痛みの軽減や脱臼予防のためにも2人の看護師で体位変換を介助し、良肢位を保てるようにクッションなどでポジショニングします。
- 離床時にはバイタルサインを観察し、起立性低血圧などがないか注意しながら、端座位から実施します。その後、立位、歩行器歩行（車椅子移乗）と進めます。
- 転倒防止のため入院中、ADLに変化があるときは歩行状態が安定しているか確認します。
- 日常生活に合わせて脱臼を予防できる方法を指導し、患者の理解度を確認しながら実施してもらいます。

退院指導

脱臼予防の指導

- 術後3カ月は脱臼リスクが高いため、入院中と同様、脱臼に注意した生活が送れるように指導します。
- 脱臼した場合の対処方法（救急車を呼び、受診する）を説明します。

感染予防の指導

- 齲歯や膀胱炎など感染源があれば早めに治療するよう説明します。
- 感染時の症状（発熱、創部の熱感・腫脹、痛み）が現れたときには、病院に連絡し早めに受診するように説明します。

定期受診の必要性の指導

- 人工関節の磨耗やゆるみなど自覚症状のない合併症もあるため、定期的な診察が必要であることを説明します。

> **メ　モ**

脱臼はふとしたときに起こります。入院中、患者さんには注意して生活し、身体で覚えていただきます。

2 | 人工骨頭置換術（bipolar hip arthroplasty：BHA）

適応疾患

- 転位のある頚部骨折 P.47
- 寛骨臼側の関節軟骨が存在している大腿骨頭壊死 P.46

手術の概要

- 転位のある頚部骨折や骨頭壊死症に選択される術式です。大腿骨頭を人工材料で置換し、寛骨臼と人工骨頭で関節面を形成します。
- 人工股関節全置換術と比べると、骨頭を受ける寛骨臼を削らないため、手術としては比較的簡単で、患者さんにとっても楽な方法といえます。

特徴的な合併症

- THAに同じ P.57

看護のポイント

術前の看護

- 高齢者の特徴を踏まえて観察します。大腿骨頚部骨折が原因の場合は高齢者が突然の受傷で手術に至ることが多いため、精神的に混乱していることも少なくありません。術前から、せん妄や誤嚥などの安静に伴う合併症には十分注意が必要です。
- 牽引 P.49 を行う場合があります。
- 牽引時など、手術までの安静臥床期間に下肢が外旋位となる患者が多いです。腓骨神経麻痺 P.68 に注意し腓骨小頭の除圧を行います。
- 術前の安静でDVT発生のリスクがあるため、弾性ストッキングの装着や足関節自動運動の指導を行い、チェックします。

術後の看護、退院指導

- 患者の年齢や生活背景を考慮し、THAの退院指導に準じて指導します。

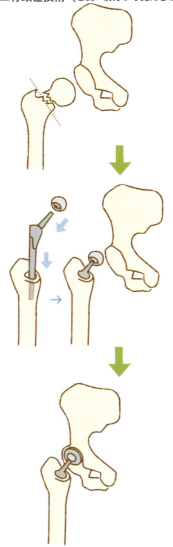

▼ 人工骨頭置換術（右側・前方から見たところ）

仰臥位時、下肢が外旋位になりやすいのはなぜ？

下肢の外旋は、いくつかの外旋筋によって行われますが、内旋を優先的に行う筋肉はありません。そのため、意識しなければ自然と外旋位となってしまいます。

高齢者では、精神的・身体的ストレスが強くなると、せん妄を起こす危険性が高くなります。できるだけ安楽に過ごせるよう、術前からサポートすることが大切です。

3 | 関節温存術（股関節）

適応疾患

- THAと同じ P.56
- 若年層に行われることが多く、変形はあっても関節症性変化にとどまっている場合

手術の概要

- 大腿骨頭の被覆や関節の適合性を改善させて関節症の進行を予防する手術です。
- 骨切り術は、いったん骨を切ってずらしたり角度を変えたりして固定します。寛骨を切る場合と、大腿骨を切る場合があります。骨融合が得られるまで数カ月かかるので、比較的長期の入院や運動制限が必要です。

▼ おもな関節温存術

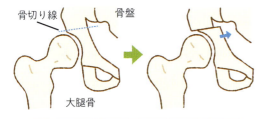

●キアリ骨盤骨切り術
寛骨を股関節の上で切り、上部の骨切片で大腿骨頭を覆う

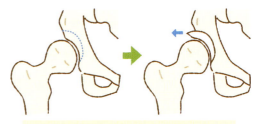

●寛骨臼回転骨切り術（RAO）
切離した寛骨臼を移動して、大腿骨頭を軟骨面で覆う

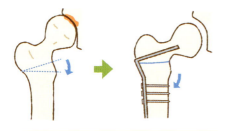

●大腿骨内反骨切り術
大腿骨の一部を切除して、大腿骨頭を内反させる

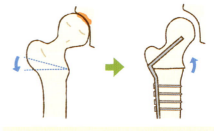

●大腿骨外反骨切り術
大腿骨の一部を切除して、大腿骨頭を外反させる

看護のポイント

- 関節は温存されているので、脱臼指導は不要です。
- 術後は安静期間が長くなるので、安静に伴う**合併症**の予防が必要です。

> 筋力低下、DVT、関節拘縮など

関節温存術は安静期間が長く、仕事や家庭への影響が大きくなるので、周囲の理解が必要です。

4 骨接合術

適応疾患

- 転位のない、もしくは少ない（ガーデン分類 stage 1、2 P.47）骨折
- 転子部の骨折

手術の概要

- 骨折部位を外科的に整復し、固定します。固定材料は骨折の部位や状態によって使い分けます。

▼ おもな骨接合術

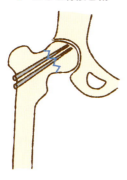

●ピン固定
金属のスクリューやピンを用いて骨折部位を固定

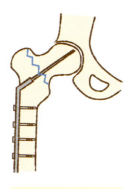

●ネイルプレート
ピン固定にプレート固定を組み合わせたもの

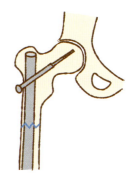

●ガンマネイル
骨髄内に金属の釘を挿入して固定する

看護のポイント

- 挿入する固定材料や骨の強度によって、術後に荷重制限が必要な場合があります。
- 脱臼予防の指導は不要ですが、転倒リスクのアセスメントは欠かせません。荷重制限を守り、転倒に注意して、安全に動作が行えているか慎重にアセスメントします。
- 原因の一部である骨粗鬆症の治療が必要です。

骨接合術を選択できる状態の場合は、転位を進行させないため、術前からベッド上安静になります。

5 | 人工膝関節置換術（TKA：total knee arthroplasty）

▼ 人工膝関節置換術

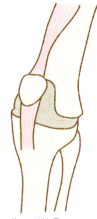

傷んだ軟骨

適応疾患

- X線上で膝関節の変形が強く、保存治療に抵抗性で、疼痛などの自覚症状が強い変形性膝関節症 P.50

手術の概要

- 変形性膝関節症、関節リウマチ、膝骨壊死などによって変形・破壊が進行した膝関節を、人工関節に置き換える手術です。

特徴的な合併症

術後感染・深部静脈血栓症

- 人工股関節置換術に準じます P.56, 70 。
- TKA術後は、臥床、下肢の運動低下、血流うっ滞、脱水などの要因によって、深部静脈血栓症（DVT）が高率に発症します。麻酔覚醒後はベッド上で可能な足関節や足趾の運動を励行し、術翌日には早期離床を促します。

腓骨神経麻痺 P.68

- 術後は挙上台を使用して下腿を挙上し、膝関節は軽度屈曲位をとります。術後に下腿が外旋し腓骨頭部が圧迫を受けると、腓骨神経圧迫による腓骨神経麻痺が起こり得ます。患側肢位の確認、足関節・足趾の運動、下腿・足部の知覚異常の有無を確認します。
- TKAを行う患者さんは膝関節の変形によってO脚であるため、下肢が外旋しやすい傾向があります。そのため腓骨神経麻痺を生じるリスクが高くなります。

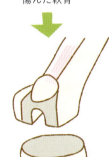

関節面を含んで、大腿骨遠位部と脛骨近位部を取り除く

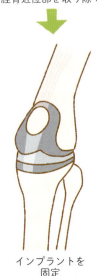

インプラントを固定

TKAは手術侵襲が大きく、組織が広範囲にダメージを受けるため、内側・外側ともに腫脹が生じやすく、術後の冷却が必要です。

看護のポイント

術前の看護

- 安心して手術が行えるよう、術前オリエンテーションを行い、不安の緩和に努めます。
- TKAの適応となる患者さんの多くは比較的高齢で肥満傾向にあり、さまざまな基礎疾患をもっていることが多いです。糖尿病や高血圧などの既往歴を含めた全身状態の把握と、危険因子に対する十分な評価および予防対策の徹底は重要です。セルフケア能力、ADL評価、家庭内の役割（掃除などの家事をするか）、職業、キーパーソン、住環境（段差の有無やその程度、トイレや浴槽の構造、ベッドの使用や手すりの有無など）について、情報収集を行います。

術後の看護

- 術中の出血量や血圧変動、尿量・輸液量などのin、outについて把握したうえで、循環状態を観察します。全身状態の観察、定期的なバイタルサインの確認と意識状態・呼吸状態を観察し、異常の早期発見に努めます。
- 皮膚の色調、**足背動脈・後脛骨動脈の触知**、足関節運動が可能かなどによって、患肢の循環障害、運動障害、神経障害の有無を確認します。
- 出血、滲出液の量、性状など、創部およびドレーンを観察します。

退院指導

- 歩行訓練、筋力訓練、可動域訓練などのリハビリは、退院後も継続するように指導します。
- 階段に手すりを付けることや、洋式トイレやベッドの導入、椅子に座る生活など洋式スタイルへの切り替えなど、必要に応じて自宅改修、日常生活の改善を提案します。
- 手術後何年も経過して、身体のほかの部分から細菌が血流によって運ばれ、人工関節に感染することがあります。感冒、齲歯、膀胱炎などは早めに治療するように指導します。とくに糖尿病があったり易感染者は健康管理に注意するよう指導します。

●足背動脈・後脛骨動脈の触知
足背動脈…足の甲の最も高い位置の外側1cm付近
後脛骨動脈…内側のくるぶしの後ろあたり

後脛骨動脈
足背動脈
この辺では触れないことが多い

ニーブレースは、大腿部から下腿部を覆い、膝関節を固定するフレームを使用した、着脱が簡便な下肢装具です。

6 | 膝の靱帯再建術

適応疾患

- スポーツ活動などで前十字靱帯（ACL）を損傷し、膝に不安定感がある患者、膝をひねる動作をよく行うスポーツを継続する患者 P.52

▼ 靱帯再建術

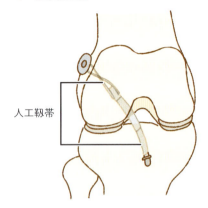

人工靱帯

手術の概要

- 損傷した靱帯の代わりに自家腱（じかけん）や人工靱帯を用いて、もともとの前十字靱帯を模倣して、正常解剖どおりに移植します。移植する腱はハムストリング（太ももの裏）や膝蓋腱、大腿四頭筋（太ももの前）などが多いです。
- 靱帯再建術は、近年は関節鏡下で行います。

特徴的な合併症

術後感染

- 術後に局所所見として膝関節や創部の腫脹、熱感、発赤、疼痛、滲出液の増加、全身状態として発熱、全身倦怠感などが繰り返し生じるときや、血液生化学検査で白血球の増加、CRPの上昇など感染徴候があった場合、術後感染が考えられます。滲出液、関節液、血液培養検査を行い、起因菌を同定します。
- 感染は早期に発見し治療を開始することが重要であるため、感染徴候が出ていないか注意深く観察します。

肺血栓塞栓症

- 術後に呼吸苦などの症状がないか、バイタルサインに変化がないか、患肢の腫脹、熱感などの増悪がないかなどの観察を退院まで継続します。サチュレーション（SpO_2）の低下で気づく場合もあります。

腓骨神経麻痺 P.68

- ACL再建術後の神経麻痺で注意が必要なのは、腓骨神経麻痺です。術後は患肢安静を要するため、ニーブレースで患肢を固定しますが、その際、股関節外旋位となり腓骨頭が圧迫され続けると腓骨神経麻痺を生じる危険性があります。足関節および足趾運動が可能かどうか、動かない場合はニーブレース内で腓骨頭が圧迫されていないかの確認が必要です。

術前にスポーツ歴や活動内容、どの程度のスポーツ活動を目指すか情報収集し、術後のリハビリとともに精神的なケアにも活用します。

看護のポイント

術前の看護
- 安心して手術が行えるよう、術前オリエンテーションを行い、不安の緩和に努めます。

術後の看護
- 術後管理で重要な点は合併症の予防です。
- 手術早期には手術の影響で膝が腫れます。炎症を最小限にとどめて除痛を図るため、RICE処置 P.53 をします。入院中は全身状態および局所の所見（腫脹、発赤、熱感が増悪していないか）を観察します。

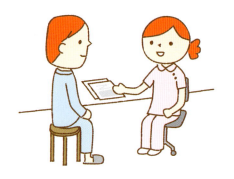

ドレーンの管理
- 術後リハビリをスムーズに行うには、膝の腫脹および水腫を最小限にとどめることが重要です。そのため術後は関節内および皮下にドレーンを留置します。
- ドレーンを自己抜去していないか、排液が得られているかなどを確認します。
- ドレーン排液の性状は早期感染の指標になるため、排液量の計測とともに色調、臭気、およびその性状を確認します。

患肢の管理
- 関節鏡下手術は下肢手術のなかでも低侵襲の手術といえます。しかし関節鏡下手術であっても、一定の確率で深部静脈血栓症（DVT）を生じる危険性があります。その予防処置として、早期離床や弾性ストッキングの装着を行います P.70 。
- また術後管理上の問題として神経麻痺があります。特に下肢手術では腓骨神経麻痺 P.68 が重要です。術後の肢位によっては腓骨頭を圧迫しやすいため、定期的に除圧を確認する必要があります。
- 足関節や足趾が背屈できない場合、腓骨頭の圧迫が考えられるため、ニーブレースを着用している場合は早急にニーブレースをゆるめるなど、除圧を図ります。

> **メモ**

腓骨神経麻痺の症状である知覚鈍麻や背屈の減弱は、患者自身では気づきにくいものです。とくに術後は症状の有無をしっかり観察しましょう。

C 下肢疾患患者の看護

1 腓骨神経麻痺

- 腓骨神経は腓骨頭の上を走行しており、外部からの圧迫によって障害を受けやすい神経です。術後、下肢が外旋していたり、ギプスなどで腓骨小頭が圧迫されたりすることで腓骨神経麻痺を生じます。術後はこの位置が圧迫されていないか観察し、予防することが重要です。

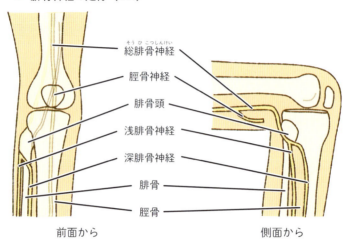

▼ 腓骨神経の走行（右脚）

- 腓骨神経は前脛骨筋、長趾伸筋、総趾伸筋を支配しており、足関節の背屈や母趾の背屈運動を行っています。
- 腓骨神経麻痺が生じると、下腿の外側から足背、第5趾以外の足趾背側にかけて、しびれたり、触った感じが鈍くなります。また足首や足趾が背屈できなくなり、下垂足になります。

> 足首や足趾が背屈できない状態のこと。放置すると足関節の屈筋群が萎縮し、尖足となります。

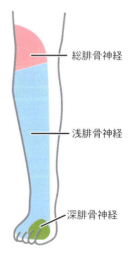

▼ 知覚の支配領域

腓骨神経麻痺の症状

- 第1趾、第2趾間の知覚鈍麻
- 下腿外側から足背にかけて起こるしびれや疼痛の有無
- 足関節の背屈、第1趾の背屈の減弱や消失

腓骨神経麻痺の治療には、ビタミンB$_{12}$の投与や低周波治療を行い、下垂足に対しては装具を作成します。

観察ポイント

- 腰椎麻酔下での手術は術後に下肢の知覚低下が生じることがあるため、定期的に腓骨小頭の圧迫がないかチェックし、クッションなどを使用して足の位置の調整をします。

▼ 良肢位

▼ 不良肢位

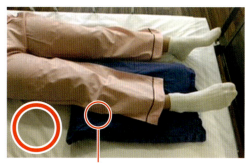

腓骨頭がクッションに接していない

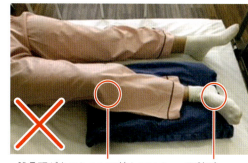

腓骨頭がクッションに接している　下肢が外旋している

ニーブレース使用時

- 装具（ニーブレースなど）使用時は支柱による圧迫がないかを観察し、強く締めすぎないように注意します。またアイシング中は冷却剤による圧迫にも注意します。

弾性ストッキング・弾性包帯の使用時

▼ ニーブレース使用時の注意点

膝蓋骨と装具の中心が同じになるよう、しっかりと合わせる。

マジックテープはゆるすぎると固定が不十分となり、強すぎると神経圧迫など循環障害を起こす可能性があるため、観察と患者指導を行う。

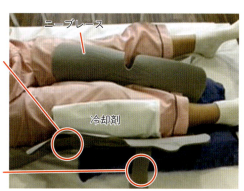

- 弾性ストッキングや弾性包帯は、腓骨頭の上を巻かないようにします。介達牽引時のトラックバンド使用時にも同様です。
- 弾性ストッキングで皮膚障害が生じたり、サイズが合わない場合などは、弾性包帯を使用します。弾性包帯はゆるみによる圧の低下が起こりやすいため、ゆるみを認めたらただちに巻き直します。皮膚の観察も同時に行います。

▼ よい例

▼ 悪い例

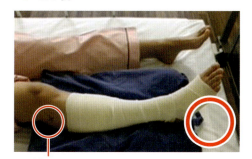

腓骨頭

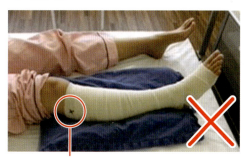

腓骨頭のここまで巻かない

長時間、足を垂らした座位をとることは、下肢の静脈血うっ滞を助長させるため、ベッドで挙上することを進めます。

2 | 深部静脈血栓症（DVT）・肺血栓塞栓症（PTE）

- 深部静脈血栓症（DVT）とは、筋膜よりも深部を走行する下肢の深部静脈に何らかの原因で血栓が生じることです。下肢の手術・外傷、長期臥床や下肢ギプス固定による安静など、整形外科の手術や治療後は、血栓の形成が起こりやすいといわれています。
- まれに下肢や骨盤内静脈で形成された血栓が遊離し、肺動脈を閉塞して、致死的な肺循環障害をきたす病態を肺血栓塞栓症（pulmonary thromboembolism：PTE）となります。DVTとPTEを合わせて、静脈血栓塞栓症（venous thromboembolism：VTE）とよびます。
- 術直後からの間欠的空気圧迫法（フットポンプ）や弾性ストッキングの着用、早期離床、抗血栓薬の服用などで予防することが重要です。

▼ DVTとPTE

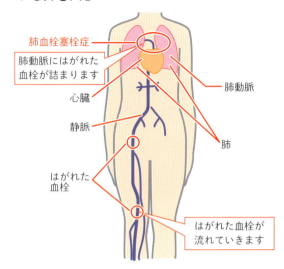

▼ 静脈血栓形成の誘発因子

①血流の停滞
②血管内皮の障害
③血液凝固能の亢進

臨床症状・観察ポイント

- 下肢の腫脹・疼痛、表在静脈の怒張。
- 足関節を他動的に背屈させたときに下腿後面に痛みを生じる（**ホーマンズ徴候**）。
- 凝固・線溶系マーカー（Dダイマー）値の上昇。
- 胸痛や冷汗、呼吸困難・SpO_2低下など、肺塞栓による症状。
  → 術後離床開始時や歩行開始時に多くみられる。

● ホーマンズ徴候

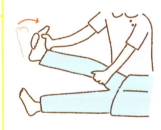

深部静脈の血栓性静脈炎の有無を検査する方法のひとつ。足関節を背屈すると、下腿痛が出現します。

予防のポイント

① 間欠的空気圧迫法
② **弾性ストッキング**の装着
③ 下肢の挙上（静脈還流の促進）
④ 早期離床

● **弾性ストッキング**
下肢の表在静脈を圧迫して総断面積を減少させ、深部静脈の拡大を防止して深部血流速度を増加させることで、下肢の静脈血うっ滞を軽減・予防、静脈還流の促進を目的に使用します。
● 禁忌…閉塞性動脈硬化症や、うっ血心不全による肺浮腫がある場合

Dダイマーは炎症や腫瘍、消化管出血などでも上昇するため、必ずしもDVT・PTEと確定することはできません。下肢静脈エコーやCTなどの検査と合わせて診断します。

⑤積極的な床上運動
　（麻酔覚醒後は足関節の底背屈運動を促す）
⑥十分な水分補給
⑦予防的抗凝固薬の投与

▼ 弾性ストッキング装着のポイント

①適正なサイズを選択する
②シワは血流を阻害するためしっかり伸ばす
③ゴム部が腓骨神経を圧迫しないよう注意する
④毎日皮膚の状態を観察する（発赤・かゆみ・水疱など）

▼ 下肢の底背屈運動

左右各10回を、1〜2時間ごとに行ってください。

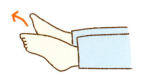
① つま先を下へ向け、足の甲をゆっくり伸ばす。

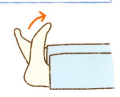
② つま先をゆっくり上げる。

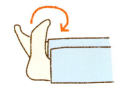
③ 足首をゆっくり回す。

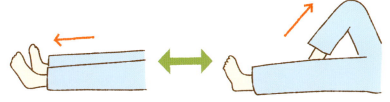
④ 両足を伸ばした状態から、片足ずつ、膝を伸ばしたり曲げたりする。股関節の術直後は健側だけ行い、患肢は関節可動域獲得後から開始する。

3 ｜ 下肢特有の装具

杖

T字杖
- 自立歩行が可能だが長距離歩行に不安がある場合などに、身体を支えて歩行の安定を助けます。歩行が不安定で、十分な支えが必要な患者さんには適しません。
- 杖は健側の手で持ちます。大転子の高さでグリップを握ったときに、肘関節が屈曲30°になるように高さを調節します。
- 3点歩行がいちばん安全とされています。

▼ T字杖

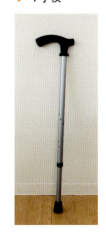

術後初回の歩行時には必ず付き添い、肺血栓による症状や徴候を見逃さないようにします。

▼ 杖の長さの決め方

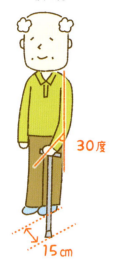

▼ 杖使用時の3点歩行の仕方

● 平地歩行

2点動作歩行（2点1点歩行）　　　3点動作歩行（常時2点歩行）

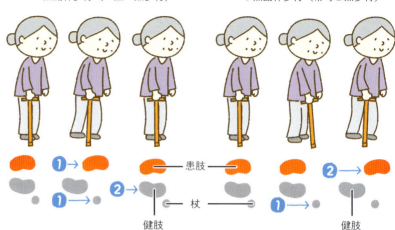

● 階段の場合

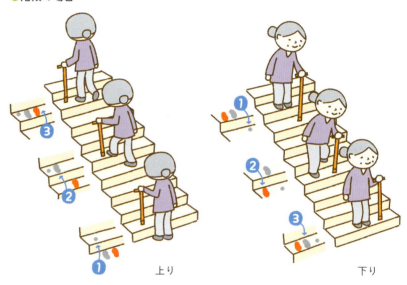

上り　　　　　　　　　　　　　下り

▼ 4点支持杖

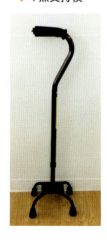

4点支持杖

- 高齢者など、T字杖などの1本杖では支持が不安定な患者さんに使用します。接地面積が広くなるので、安定します。しかし、支持するポイントが多いため、段差がある場所では危険な場合もあります。
- 杖の長さは、T字杖同様、大転子の高さでグリップを握り、肘関節が屈曲30°になるように調節します。

松葉杖や杖は、床が濡れていると滑って転倒する危険性があります。床面の水拭き後も注意が必要です。

ロフストランド杖

- 体重を支えるグリップと前腕を支えるカフ（腕を固定）を備えた杖です。グリップの1か所で身体を支えるT字杖よりも安定した歩行ができます。
- 体重が分散しやすく、握力が弱い、手首に力が入りにくいといった患者さんに適しています。

▼ ロフストランド杖

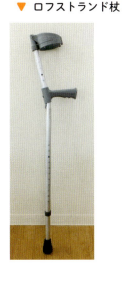

松葉杖

▼ 松葉杖

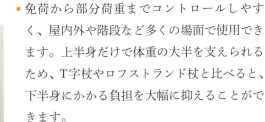

- 免荷から部分荷重までコントロールしやすく、屋内外や階段など多くの場面で使用できます。上半身だけで体重の大半を支えられるため、T字杖やロフストランド杖と比べると、下半身にかかる負担を大幅に抑えることができます。
- 松葉杖は、腋窩当てと腋窩に2〜3横指の隙間を空けます。肘関節が30°屈曲するようにします。グリップの高さは大転子または腕を垂直に下ろしたときの手首の高さ（橈骨茎状突起部）に合わせて、長さを調整します。
- 腋窩を圧迫すると、**腋窩神経麻痺**を発症する可能性があります。

●腋窩神経麻痺の症状
□腕が上がらない
□肩の外側感覚低下

車椅子

車椅子

- 荷重制限のある患者さんや、歩行ができない、または不安定な患者さんに使用します。他走も自走もできるよう、車輪の外にハンドリムが付いているタイプの車椅子がよく使われています。
- 移乗時には必ずブレーキをかけ、フットレストが上がっていることを確認します。患者さんに車椅子の操作方法を十分に指導します。

肘掛け跳ね上げ式車椅子

- 移乗時に肘掛けを除けることができる車椅子です。
- ベッドからの移乗時などで、立位保持困難な場合や殿部の持ち上げが不十分な患者さんにでも、身体をスライドさせて移乗することが可能です。

▼ 車椅子

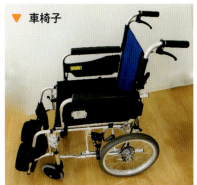

▼ 肘掛け跳ね上げ式車椅子

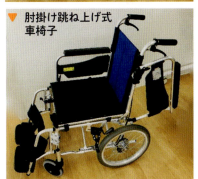

車椅子は、乗ってみると想像しているよりもスピードを感じます。急いでいても、ゆっくり移送するよう心がけます。

▼ 車椅子の移乗方法（ベッド→車椅子／健側に車椅子を設置するのが基本）

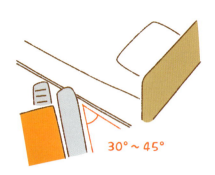
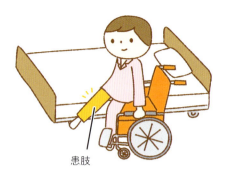

① 車椅子は、ベッドの健側側に30〜45°の角度で設置します。

② 健側の下肢に体重をかけて殿部を浮かせ、両上肢と健側で身体を支えます。

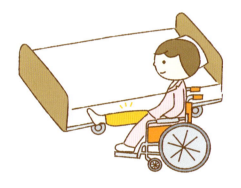

③ 殿部を平行移動させて車椅子に座り、姿勢を整えます。

リクライニング車椅子

- 頭部まで支えることができるので、長期臥床後の離床で長時間の座位が保てないときや起立性低血圧が予測される場合などに用います。
- リクライニング中に、前方に滑り落ちないよう、注意が必要です。

▼ リクライニング車椅子

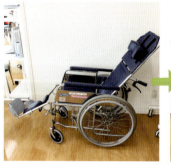 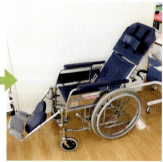

伸展板車椅子

- 下肢術後の術肢の腫脹予防や膝の伸展位保持が必要な場合や、伸展装具を装着している患者さんに使用します。
- ※車椅子が患肢側にしか設置できない場合は患側からの移乗となるので、車椅子の向きを反転させて移乗します。

▼ 伸展板車椅子

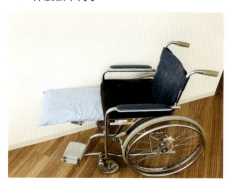

リクライニングの車椅子は、頭部の支えを外して、洗髪台で洗髪する際にも使用できます。

▼ 伸展板車椅子への移乗の方法

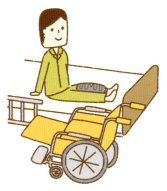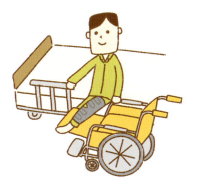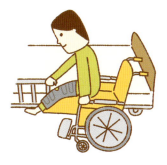

① 健側のベッドサイドに車椅子をセットします。
② 伸展板に患肢を軽く乗せます。このとき車椅子が転倒しやすいので注意します。
③ 両上肢と健側でしっかり身体を支えながら車椅子へ移乗します。

歩行器

キャスター付き歩行器

▼ キャスター付き歩行器

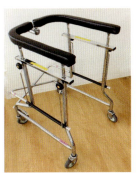

- 体重を支持させて歩行を補助します。肘が90°屈曲するように高さを合わせます。
- 平らな場所や比較的広い場所では使えますが、段差のあるところでは使用できません。ブレーキがないため、もたれかかると前方へ転倒の危険性があります。免荷の指示がある場合も使用できません。

▼ 持ち上げ式歩行器

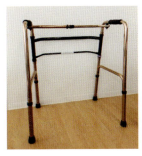

持ち上げ式歩行器

- フレームを左右交互に持ち上げ、動かして歩行します。安定性は良いですが、歩行スピードは遅いです。
- 歩行器のグリップを握って持ち上げるため、上肢の筋力の弱い人には適しません。

歩行車・シルバーカー

- 屋外での使用を想定した歩行器で、グリップの高さが低く、ブレーキ機能が付いています。

▼ 歩行車（押し車）
座面に座ることができる。

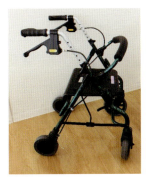

▼ シルバーカー
荷物入れや休憩椅子にもなる。

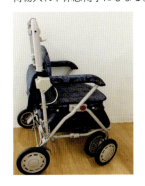

キャスター付き歩行器は、上肢の支持面を減らしていくことで、段階的に歩行器除去を進めます。

5章 上肢の疾患・手術・看護

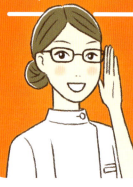

上肢を手術する患者さんは、歩行に問題が生じないことが多いです。しかし片腕を固定され肢位を制限されると、日常生活全般で不自由なことがたくさん出てきます。年齢や社会背景などを考慮したうえで、できる範囲での自立を目指して援助していきましょう。

1 | 上腕骨近位端骨折

解剖生理

- 上腕骨は肩関節から肘関節までをつなぐ骨です。上腕骨近位端とは、上腕骨の肩関節近辺のことをいいます。大きく骨頭、大結節、小結節および骨幹部の4つに分けられます。

▼ 肩関節周囲の解剖図
赤線の部位、特に外科頸で骨折することが多い。

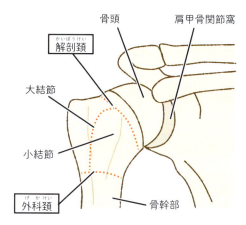

病態

- 若年層から高齢者まで幅広い年齢層で起こる骨折です。高齢者では比較的軽い打撲でも折れることがあります。若年層は交通事故やスポーツなど強い力がかかることで折れます。
- 転倒して手をつく、肩の外側を打つなどが原因となります。

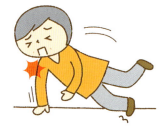

症状

- 骨折した腕全体が**腫れます**。骨折すると痛みが強いので、自分で腕を挙げられないなどの症状が特徴的です。

皮下出血も起こします。

片腕を固定していると歩行バランスが崩れます。入院後も転倒に気をつけましょう！

おもな治療

保存療法

- 骨折部のズレが少ないときは、三角巾などで腕を吊って数週間安静にします。急性期を過ぎたころから運動療法を開始します。安静期間中でも、肘や手指が拘縮しないようにリハビリを行います。浮腫の予防にも努めます。

手術療法

- ずれた部分を元の位置に戻し固定、骨癒合させます。骨折部のズレや変形が大きいときは、骨接合術（プレート固定・髄内釘固定）を行います。骨片の転位が大きい場合などは人工骨頭置換術やリバース型人工肩関節置換術などが選択されます。

▼ 上腕骨近位端骨折のおもな手術療法

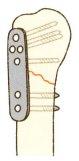
プレート固定法

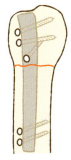
髄内釘固定法

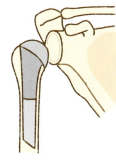
人工骨頭置換

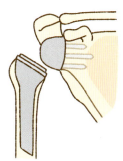
リバース型人工肩関節置換

①**プレート固定**

- プレートとスクリューで固定する方法です。利点は、骨の粉砕がひどい場合や骨粗鬆症が強い場合でも金属プレートで強い固定力が得られることです。

②**髄内釘固定**

- 支柱を骨の髄腔に入れ、スクリューで横止めして固定する方法です。欠点は髄内釘を挿入する際に腱板を切ることや骨の状態によって固定が困難となることです。

③**人工骨頭置換術**

- 骨頭壊死の可能性がある場合や、骨接合術が困難な場合に選択されます。

④**リバース型人工肩関節置換術**

- 人工骨頭では大・小結節の骨癒合が期待できない、腱板機能の回復が困難な場合に選択されます。

特徴的な術後合併症

- ネジによる骨頭の破損。
- 髄内釘術後に骨髄の中で髄内釘が回ってしまうことがあるので、仮骨が確認できるまで回旋運動を禁止します。挙上や外転運動を中心とした可動域訓練を行います。
- **プレート固定後の再転位。**
- 人工骨頭の大結節のずれや、リバース型人工肩関節の脱臼。

> **リバース型人工肩関節ってなに？**
> 生理的な肩関節は、肩甲骨に臼蓋が、上腕骨に骨頭がありますが、リバース型人工関節では、肩甲骨側に骨頭があり、上腕にカップがある構造です。肩の外側の筋肉の力が腕に伝わりやすくなるのが特徴です。

> もともとプレート固定は、粉砕が強く高度な骨粗鬆症の患者さんに選択することが多いため、注意が必要です。

看護のポイント

受傷後

痛みのコントロール

- 鎮痛薬の使用や、患部のアイシング、三角巾などで挙上しむくみを予防したりすることで、痛みの緩和につながります。

患部の固定

- 骨折部の安静を保つことで痛みを最小限にし、骨折部のズレを生じさせないために、三角巾などで固定します。**正しく装着できているか確認します。**腕の重みで首に負担がかかることがあるので、定期的に結び目の位置を変えるなどの工夫をします。
- 患部を固定していても、肘関節や手関節、指などは動かしてもよいことを伝え、拘縮を予防します。

骨折部の負担の軽減

- 車椅子や椅子の肘かけに肘を載せないようにします。
- 仰臥位のときは、肩が過伸展しないように肩から肘にかけてクッションなどで支えます。

ADLの介助

- 片腕が使えないためADL介助が必要です。患肢が利き腕かどうか、洗面動作や食事摂取に問題はないかなどを確認し、できない部分を介助します。シャワー浴や更衣動作にも介助が必要です。
- 食事は食べやすい形態へ変更し、スプーンやフォークを使用します。
- 服を着るときは患側から、脱ぐときは健側から衣服を通します。

保存療法の場合

- 基本は受傷後の看護と同様です。
- 肩関節の拘縮を予防するために、疼痛が軽減すれば**振り子運動**を開始します。
- 開始時期については、主治医や理学療法士に確認します。上半身を前に傾けて、肩の力を抜いて前後・左右に振ります。

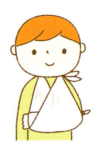

●患部固定のチェックポイント
- □ 患肢を三角巾にあずけられているか
- □ 上肢全体を覆えているか
- □ 患側の肩が上がっていないか

なぜ肘かけに肘を載せてはいけないの？

骨折部に負荷がかかり、転移する（ずれる）可能性があるからです。

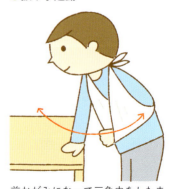

●振り子運動

前かがみになって三角巾をしたまま腕を下ろし、ゆっくり肩を揺らすように行います。

三角巾の肘部分に結び目をつくりますが、この結び目で尺骨神経を圧迫しないよう、気をつけましょう。

手術療法の場合

術前
- 基本は受傷後の看護と同様です。
- 安心して手術を受けられるよう、術前オリエンテーションを行い、不安の緩和に努めます。

術後
- 全身麻酔での手術になるため、麻酔覚醒直後から痛みを感じることが多いです。鎮痛薬やクーリング、**ポジショニング**などで疼痛緩和を図ります。

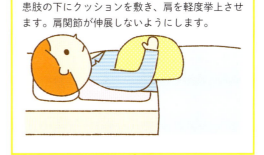

●肩関節術後のポジショニング
患肢の下にクッションを敷き、肩を軽度挙上させます。肩関節が伸展しないようにします。

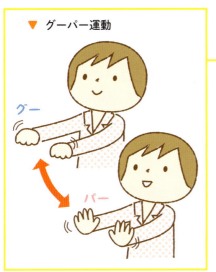

▼グーパー運動

- 神経障害や循環障害の有無を観察します。手指の動きやしびれ、知覚異常、腫脹の有無を観察し、こまめに**グーパー運動**を行ってもらいます。
- 患部の安静のために三角巾などで固定しますが、**肘関節の可動域訓練**などは可能です。

> 三角巾から腕を出し、肘を曲げ伸ばしします。

- 生活援助は受傷後の看護と同様です。
- 術後臥床のため起立性低血圧が生じふらつくことがあります。さらに片腕を固定していることでバランスを崩しやすいので、転倒には十分注意します。

退院指導
- 退院後の生活を想定して、日常生活のなかでできないことや、疑問、不安なことがないかを確認します。
- 退院する時期にも肢位制限や痛みがある場合があるため、ADLについて自分でできる方法をアドバイスし練習していくことが必要です。また、自宅でもリハビリが継続できるように理学療法士とともに指導します。

固定することばかりを意識すると、関節が固まってしまいます。元気な関節は積極的に動かしましょう！

2｜橈骨遠位端骨折

解剖生理

- 前腕には、橈骨と尺骨の2本の骨があり、橈骨は母指に近いほうの骨です。

▼ 橈骨遠位端骨折

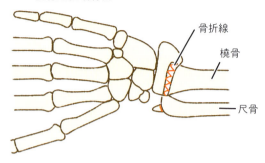

病態

- 橈骨が手首のところ（遠位端）で折れる骨折のことをいいます。手をついて転んだときに起きやすく、橈骨の骨折はほとんどが遠位端骨折です。
- 小児と高齢者が起こしやすい骨折で、特に高齢女性が多いです。一般的に小児は予後良好で、機能障害が残ることは少ないです。成人の場合は、手術を行っても、ある程度、手関節の可動域制限が残る可能性があります。

コレス骨折

- 転んで手のひらをついて骨折したとき、背側に転位が起こり、手の甲が膨らんだように見えます（フォーク状変形）。これをコレス骨折といいます。

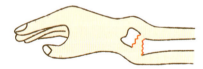

スミス骨折

- 自転車のハンドルを握ったまま転倒するなど、転んだときに手の甲をついて骨折したとき、掌側に転位が起こります。これをスミス骨折といいます。

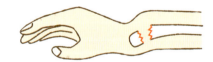

▼ 正中神経支配領域

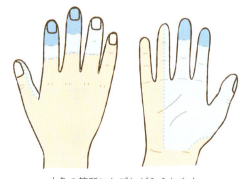

水色の箇所にしびれがみられます。

症状

- 手関節に強い痛みが生じます。短時間で腫れ、手首が動かせなくなるなどの可動域制限が生じます（手関節の背屈・掌屈制限、回内・回外制限）。
- 折れた骨や腫れで正中神経が圧迫されると、母指から環指半分までの正中神経支配領域にしびれが生じます。

橈骨は「おトウさん指側の骨」と覚えます。

おもな治療

保存療法

- 骨折部の転位が少ない場合は、ギプス固定を行います。転位が大きい場合は、徒手整復（手を牽引しながらズレた骨を整復する）した後、ギプス固定を行います。皮膚の外から固定することで患部の安静を保ち、治癒を促進させます。
- いずれも4～6週間固定をします。

手術療法

- 骨片が多数ある場合や骨欠損がある場合、保存療法で治癒しない場合は、手術の適応となります。経皮ピンニングや創外固定具、プレート固定などさまざまな方法があります。掌側からプレート固定を行う方法が一般的です。
- 手術直後は腫れるためシーネ固定を行い、腫れが引いてからギプス固定に変更します。

看護のポイント

受傷後

- 受傷直後、腫れのために外せなくなることがあるので指輪は外しておきます。またチアノーゼの観察ができるようにマニキュアは落とします。
- 痛みのコントロールをします。鎮痛薬の使用や患部アイシング、三角巾などで挙上しむくみを予防することで痛みの緩和につながります。
- 骨片の転位が大きい場合は受傷直後に神経障害を起こすこともあります。正中神経麻痺や橈骨神経麻痺、尺骨神経麻痺に注意をします。手指の動き、しびれを観察します。
- 片腕が使えないため、ADL介助が必要です。患肢が利き腕かどうか、洗面動作や食事摂取に問題はないか確認し、できない部分を介助します。シャワー浴や更衣動作にも介助が必要です。食事は食べやすい形態へ変更し、スプーンやフォークを使用します。

▼ シーネ固定とギプス固定の違い

シーネ

- **目的** 損傷部の安静、転位の防止
- **特徴** 軟部組織への圧迫を抑えつつ固定できるため、患部の腫脹が激しい場合には有用。長期間の固定には不向き。

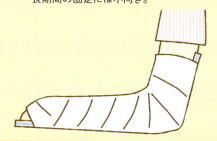

ギプス

- **目的** 患部の完全な固定、保護、安静
- **特徴** 患部を強固に固定・保護できる。受傷直後や術直後など腫脹が予測されるときには、フォルクマン拘縮や循環障害には注意が必要。

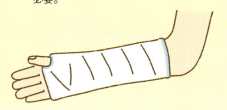

▼ 上肢のおもな神経麻痺の症状

正中神経麻痺

- 親指の付け根の筋肉（母指球）がやせる。
- 親指の対立ができない（猿手・OKサインができない）。

尺骨神経麻痺

- 細かい運動（巧緻運動）ができなくなる。
- 環指・小指のDIP関節とPIP関節が曲がる、MP関節が過伸展になる（鷲手・すべての指のグーパー運動ができない）。

橈骨神経麻痺

- 手が下に垂れてしまう。
- 手首と指が下に下がった状態になる（下垂手）。

コレス骨折は高齢者に多くみられます。

- 立ち上がろうとするときなどに、折れたほうの手をついついてしまうと、骨折部にストレスがかかるため、気を付けます。片腕を固定されてバランスを崩しやすいので転倒に注意します。

保存療法
- ギプス固定を行うため、循環障害や神経障害の有無に注意します。
- ギプスで固定されていない関節は積極的に動かします。特に手指の関節は固くなりやすいため、しっかりと指の曲げ伸ばし運動を行います。腫脹の予防にもつながり、指先（PIP関節・DIP関節）だけでなく、指先が手のひらに付くくらい（MP関節）までしっかり握って運動するようにします。
- しびれの増強や知覚鈍麻などの神経障害に注意します。循環障害の確認のために**爪の色の観察**が重要です。

手術療法の場合
・術前
- 基本は受傷後の看護と同じです。
- 安心して手術が行えるよう、術前オリエンテーションを行い、不安の緩和に努めます。

・術後
- 術後はシーネと巻軸包帯でしっかり固定するので、圧迫には注意が必要です。術後の腫脹のため固定部が圧迫され、ひどくなると循環障害や神経障害を起こします。固定されている部分から末梢側の手指の皮膚色、皮膚温、知覚障害の有無、手指運動が可能かを確認します。
- **フォルクマン拘縮**が起こる可能性があります。三角巾などで手術側の腕を挙上し、むくみを予防します。保存療法と同様、血流促進、腫脹予防のために手指のグーパー運動 P.79 を促します。

退院指導
- ギプス固定したまま退院となるため、上肢の防水カバーを購入してシャワー浴を行うよう説明します。
- 意識的に挙上できない場合や混雑した場所への外出時には、三角巾を使用するなど、患部の安静を守るように説明します。
- 手指のグーパー運動を継続し、拘縮予防と浮腫予防を継続するように指導します。
- 患肢で重い物を持たないように指導します。

▼ 手指の関節

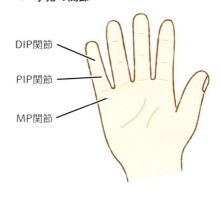

DIP関節
PIP関節
MP関節

●爪の観察
退色反応の有無を観察します。正常であれば、爪を押さえたときに爪が白くなり、圧迫を外すとすぐにピンク色に戻ります。

●フォルクマン拘縮とは
内出血や圧迫などによって、閉鎖された筋肉・神経・血管の組織（コンパートメント）の内圧が上昇、循環不全（コンパートメント症候群）が起こることがあります。これによって筋肉の組織が壊死したり神経麻痺をきたすと肘から手にかけて拘縮や麻痺を生じます。

▼ コンパートメント症候群の5つのサイン
- 疼痛
- 知覚異常
- 蒼白
- 脈拍
- 麻痺

グーパー運動の際、MP関節までしっかり動かすことで、腫れの予防はもちろん、痛みの軽減にもつながります。

3 | 肩腱板断裂

解剖生理

- 肩関節は肩甲骨と上腕骨頭で形成されています。肩関節は、棘上筋・棘下筋・小円筋・肩甲下筋の4つの筋肉で機能しています。肩甲骨からのこの4つの筋肉が、上腕骨頭に向かって腱となって集まり、板のようになった部分を腱板とよびます。

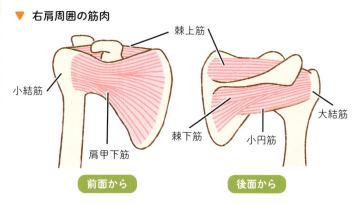

▼ 右肩周囲の筋肉

●腱板の構成
腱板 =（棘上筋腱 + 棘下筋腱 + 小円筋腱）+（肩甲下筋腱）
　　　↓　　　　　　　　　　　　　　　　　　　↓
　　大結節に付着　　　　　　　　　　　　　小結節に付着

病態

- 腱板の4つの腱のうち、1つ以上が断裂した状態のことを腱板断裂といいます。
- 肩を外転させたときに腱板は肩峰と上腕骨の隙間に挟まれます（インピジメント）。いちばん損傷を受けやすいのは棘上筋腱です。断裂が全層に及んでいるものを完全断裂といい、全層には及んでいないものを不全断裂といいます。
- 転倒や転落などの外傷や加齢（加齢に伴い弱くなった腱板がだんだん擦り切れてしまう）が原因で生じます。

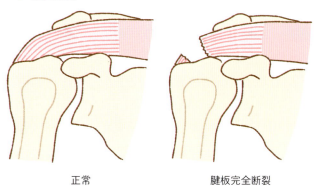

▼ 腱板断裂

正常　　　　　腱板完全断裂

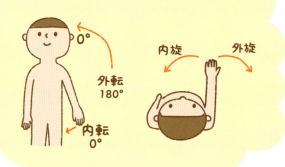

覚えておこう！　肩関節の可動域

外転 180°
内転 0°
内旋　外旋

60歳以上で腱板断裂の発生頻度が高いです。上肢挙上が困難な人をよく見かけます。

症状

- 断裂が小さいときの主症状は痛みです。腕を挙げたり回したりするときの運動時に痛みが生じます。断裂が大きくなると腕が挙がりにくくなります。完全断裂になると腕は挙げられず落ちてしまいます。
- 安静時痛や夜間痛が出ることも多いです。

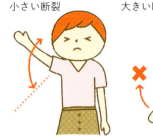
小さい断裂
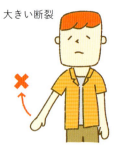
大きい断裂

おもな治療

保存療法
- 多くの場合は保存療法で治癒します。局所安静、活動制限、筋力訓練、鎮痛薬の投与・ステロイドやヒアルロン酸の局所注入などを行います。

手術療法
- 侵襲が少ない関節鏡視下で行われることが多いです。完全断裂や受傷後6カ月を経過しても症状の改善が乏しい、日常生活に支障を来している、年齢が若く活動性が高い患者さんの場合は手術療法を選択します。

・肩峰形成術
- 肩峰の下を削り、**インピンジメント**を取り除きます。

・腱板修復術
- 大結節(もしくは小結節)に糸付きのネジ(スーチャーアンカー)を埋め込み、断裂腱板にかけて縫い再固着させる方法です。断裂した腱板をもとの位置に修復し、低下した機能の再獲得を目指します。

▼ 腱板修復術

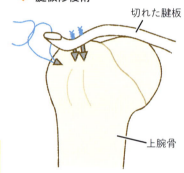

切れた腱板
上腕骨

● **インピンジメント**
肩挙上時の肩峰下の衝突のこと。
肩峰と上腕骨頭の間に腱板が挟まれて生じる痛みを、インピンジメント徴候といいます。

▼ 腱板断裂術後のおもな合併症

出血、感染	・創部の観察を行います。鏡視下手術の場合、灌流液が創部から流出することがありますが、心配ありません。
神経障害や運動障害	・外転装具によって尺骨が圧迫されると尺骨神経麻痺が生じることがあるので、正しいポジショニングを行います。
患部の皮下水腫	・鏡視下手術で灌流液を使用するために起こります。疼痛が出現することがありますが、創部から流出したり、体内で吸収・排泄されたりすることで通常2～3時間で緩和されます。
修復部分の再断裂	・修復した腱板が再度切れてしまうことがあります。
肩手症候群	・肩の激しい痛みが誘因となり、患部前腕・手指部の疼痛や腫脹が生じることをいいます。

看護のポイント

保存療法の場合

- 急性期には肩の安静を保つように指導します。仕事や家庭での役割などについて情報を収集し、協力者の有無を確認します。また、肩に負担をかけるようなスポーツや仕事を控えるように生活指導を行います。
- 炎症性の疼痛に対して薬物療法が行われます。理解力や薬包の開封動作などを観察し、正しく内服管理ができるかどうかをアセスメントします。内服管理ができる方法をいっしょに検討します。
- 急性期の炎症が治まると運動療法を開始します。自分でリハビリが行えるよう、動作確認を行います。チェック表を用いて実施するとわかりやすいです。

手術療法の場合

・術前

- 安心して手術が行えるよう、術前オリエンテーションを行い、不安の緩和に努めます。

・術後

- 手術直後はベッドを30°程度ギャッチアップをして、皮下水腫による疼痛緩和をします。肩手症候群を予防するため、疼痛コントロールと手指の自動運動を行います。
- 術中体位によっては腋窩神経麻痺を起すことがあります。神経障害や運動障害が起こっていないか、手指の動きや知覚障害の有無を観察します。

▼ 術後の装具（外転枕）装着

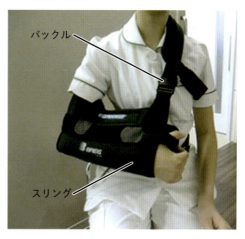

- 腱板修復部位の再断裂を避けるため、**外転枕を装着して良肢位を保ちます。**良肢位は、肩関節外転30°・軽度屈曲・内外旋中間位です。外転枕は術後3週間装着します。
- 外転枕を正しく装着できているか確認します。
- 外転枕が直接肌と触れている場合は、搔痒感（そうようかん）や発赤などの皮膚トラブルを起こすことがあるので、タオルを挟むなどの工夫をします。

●**外転枕装着時のチェックポイント**
□肩関節が安定した状態を保てるよう、外転枕に患肢の重さを預けられているか
□肘が外転枕の奥まで入っているか
□患側の肩が挙がっていないか

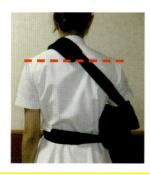
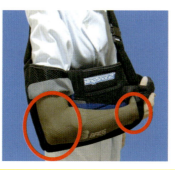

夏などは、スリング内の皮膚トラブルの可能性が特に高くなります。

- 外転枕装着中に勝手に腕を下垂させないなど、良肢位を保つよう患者さんへ指導をします。自力で肩を挙げたり、外転させるなどの動作は避けます。
- フラットにして寝ると肩が突き上げられ痛みが生じるため、ポジショニングを介助します。肘の下にクッションを入れ、ベッドを30～40°程度ギャッチアップするなど安楽な体位を調整します。
- 外転枕が不要になるまで、患肢は台の上に置くなどして肩関節への緊張を最小限にし、更衣や外転枕着脱を介助します。
- シャワー浴時は三角巾を使用します。外転枕の代わりに2Lのペットボトルなどを挟むとよいでしょう。

▼ **外転位を保持したまま更衣する方法**

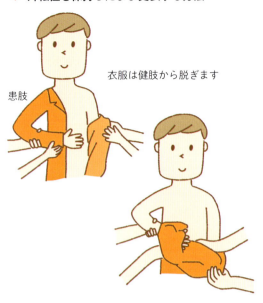

衣服は健肢から脱ぎます
患肢

なぜ、外転枕装着中に腕を下垂させてはいけないの？

術後早期に腕を下垂させると、腱板修復部を離開させ、再断裂を起こす危険性があります。

なぜ、自力で肩を挙げたり、外転させたりしてはいけないの？

自動挙上動作は手術で縫合した部位に過剰な負荷がかかり、修復部の破たんや離開してしまう危険性があります。

▼ **シャワー浴時の肩関節の保持**

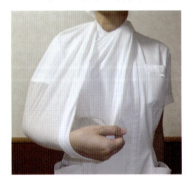

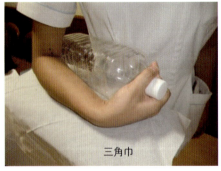

三角巾

三角巾を広げた台の上に腕を置き、脇との間にペットボトルを差し込みます。

ケアのポイント

- ✓ 修復腱が骨に生着し、日常生活レベルの軽作業（シャンプーをする、顔を洗う、手術した腕で歯ブラシを持って歯を磨くなど）ができるようになるまで3～4カ月ほどかかります。
- ✓ 術後6カ月ほどで、軽作業より負荷のかかる動作ができるようになります。スポーツ復帰や、5kg程度の物を持つこと、重労働の家事（布団干しや鍋洗いなど）も可能です。

退院指導

- 退院しても大半の日常生活動作は制限されています。外転枕装着中は動作に制限があるため、術前にしっかりと説明を行い、理解しておいてもらう必要があります。術後6カ月までは制限される行動も多いので、患者さんの年齢や職業などを把握し、退院後も安全に生活が送れるように指導することが大切です。
- 外転枕装着期間中に退院する患者さんには、外転位を保持したまま更衣する方法を練習します。また自主リハビリを継続するように指導します。
- 術後3〜4カ月で手術した腕を使って軽作業が可能になります。それまでは歯磨きやシャンプー、髪を結う、家事などは健肢を使って行います。必要であれば、退院時から介護保険などを利用して社会資源が活用できるよう支援します。

4｜手根管症候群

病態

- 正中神経が手関節掌側の手根管というトンネルの部分で圧迫されることで、神経障害が生じます。男性よりも女性が多く、40歳代以降の女性に好発します。
- 原因は、手関節骨折などの外傷による変形、関節リウマチによる滑膜炎、手指の過剰使用などによる屈筋腱滑膜炎、ガングリオン、血液透析によるアミロイド沈着などがあります。

▼ 手根管

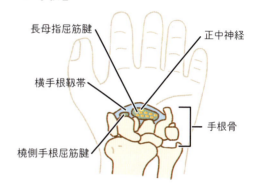

症状

- 正中神経の支配領域にしびれや痛みが生じます。進行すると筋萎縮が生じ、以下のような手の変形がみられます。
①猿手（母指球筋が萎縮し手のひらが変形する）
②OKサインがうまくできない。ボタンがかけづらい。細かい物がつかめない。

▼ 手根管症候群で生じる症状の例

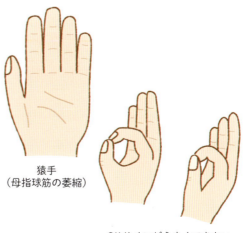

猿手
（母指球筋の萎縮）

OKサインがうまくできない

退院後に必要なことを把握するためにも、入院時から退院後の生活を見据えたかかわりが大切になります。

③ティネル徴候（手関節掌側をたたくと、母指〜環指にしびれが放散する）
④ファーレンテスト（手関節をしばらく屈曲させたままにしておくと、しびれを誘発、増強する）

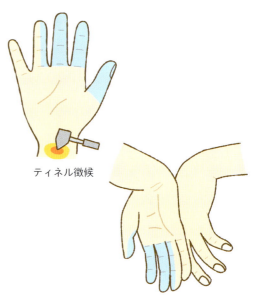

ティネル徴候

ファーレンテスト

おもな治療

保存療法
- 手関節の安静を保つため、仕事や運動など日常生活の制限を行います。手関節を固定する装具を装着することもあります。
- ビタミン B_{12} 製剤や非ステロイド消炎鎮痛薬（NSAIDs）を内服したり、副腎皮質ステロイドを局所に注射したりすることもあります。

手術療法
- 伝達麻酔下で手根管開放術を行います。屈筋支帯を切離し、正中神経の圧迫を取り除きます。
- 手術後は、しびれや痛みは軽減しますが、すべての症状が落ち着くまでは数カ月かかります。

5｜肩関節脱臼

病態

- 肩関節は人体のなかで最も脱臼の頻度が高い関節です。肩関節脱臼の99％は前方脱臼で、上腕骨頭が肩甲骨から前に外れた状態です。
- スポーツや転倒、転落などによって生じることが多いです。

症状

- 受傷直後に肩の疼痛が生じ、腕が動かせなくなります。肩の後方が凹み、手がしびれることもあります。
- 損傷部が正常な位置で修復されなければ不安定性が残ります。反復性肩関節脱臼に移行すると、くしゃみや寝返りなどささいな動作でも脱臼するようになります。

肩関節は、なぜ脱臼頻度が高いの？

それは、肩の構造をみればわかります。肩関節は大きな上腕骨頭を小さな関節窩が支えている構造をしています。簡単にいえば小さな皿の上にボールが載っているような不安定な関節なのです。

肩関節脱臼の入院期間は2泊3日です。術前から装具の着脱と行衣練習を行います。

おもな治療

整復術

- 必要に応じて静脈麻酔を使用し、骨折させないようにゆっくり整復します。整復後は3週間の安静が必要になります。

手術療法

- バンカート法が行われることが多いです。関節鏡下にて、スーチャーアンカーで関節上腕靱帯と関節唇複合体を関節窩縁に再縫着します。

6 | 肘部管症候群

病態

- 尺骨神経が内側の肘部管で慢性的に圧迫されたり、牽引されたりすることで症状が現れます。腫瘍病変による圧迫や肘周辺の骨折による変形の残存などが原因となることが多いです。

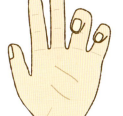

▼ 肘部管症候群の症状

鷲手

症状

- 肘の内側の痛みや環指の小指側半分から小指までのしびれが生じます。鷲手変形や小指球筋（小指の付け根）や手の甲の筋肉が痩せ、握力が低下するなどの症状が現れます。

おもな治療

保存療法

- 局所の安静、ビタミンB_{12}製剤内服、消炎鎮痛薬の内服や外用など。

手術療法

- 保存療法で症状が改善しない場合に行われます。尺骨神経を圧迫している靱帯を切離し、神経の位置を前方へ移行する神経移行術がおもに行われます。

7 | 関節リウマチ

病態

- 慢性的に経過し、おもに多発性関節炎をきたす炎症性自己免疫疾患です。30〜50歳代の女性に好発します。
- 滑膜が炎症を起こし、進行することで軟骨や骨の破壊が起こり、最終的に関節の変形・破壊をきたします。はじめは手指や足趾の小さな関節の腫脹や疼痛、朝のこわばりを自覚することが多いですが、進行とともに大関節の炎症や関節外症状・全身症状も目立つようになります。

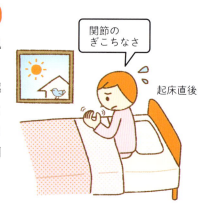

起床直後　関節のぎこちなさ

症状

- 関節症状：左右対称の手指・手・足趾・膝関節の腫脹、疼痛・朝のこわばりなど
- 手指の関節変形：ボタン穴変形、スワンネック変形、外反母趾、環軸関節亜脱臼など
- 全身症状：易疲労感・微熱・体重減少など
- 関節外症状：リウマトイド結節（無痛性の腫瘤）、シェーグレン症候群、間質性肺炎、手根管症候群など

▼ 手指の関節の変形

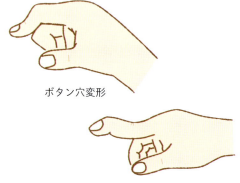

ボタン穴変形

スワンネック変形

おもな治療

- 基礎療法：十分な休養・安静・生活指導
- 薬物療法：抗リウマチ薬・非ステロイド性抗炎症薬・副腎皮質ステロイド
- 手術療法：滑膜切除術・関節形成術・人工関節置換術・関節固定術など
- リハビリテーション：理学療法・作業療法・装具療法など

関節リウマチの患者さんは関節変形によって日常生活に不自由さを感じています。不自由な部分に気づけ、手をさしのべられるナースになりましょう。

6章 整形外科で行われるおもな検査

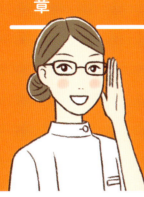

整形外科で行われる検査には、
関節可動域や筋力を計測する理学所見や、画像検査、
筋電図などの生理検査、
関節液検査などの検体検査があります。
まずはおもな画像検査の種類と特徴を押さえておきましょう。

1 | 単純X線検査

単純X線検査とは

- 単純X線検査は、組織の性状ごとにX線の透過性が違うことを利用した画像検査です。短時間で撮影でき、骨の描写に優れています。

▼ 単純X線検査（右膝／正面像）

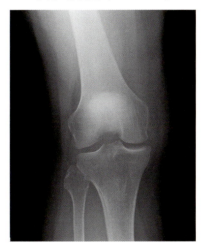
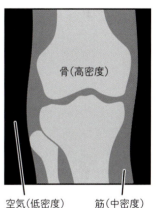

X線画像の特徴

- 骨・関節疾患が疑われる場合の画像検査としては最も基本であり、ほとんどの疾患で、最初に行われます。
- 患部を立体的に把握するために、前後方向と側面方向の2方向からの撮影が基本となっています。
- 単純X線像は平面で、**軟部組織を描出できないため**、骨の立体構造や石灰化にはCTが、軟部組織の描出にはMRIが用いられます。

> 骨の少しのひび、靱帯、軟骨、内出血の程度の判別はCT、MRIのほうが有用です。

▼ 組織ごとのX線透過性の差（密度）と色調

組織（密度）	像
骨（高密度）	白
筋・血液（中密度）	白っぽい灰色
脂肪（中低密度）	濃い灰色
空気（低密度）	黒

X線画像は最も基本の画像なので、撮影後は看護師も画像を確認し、読影できるようにしましょう。

注意点

- 放射線を利用するので一定の被曝があり、妊娠の可能性がある女性への使用には注意が必要です。

2 | CT（computed tomography：コンピュータ断層撮影）検査

CT検査とは

- X線を多方向から照射し、集められたデータをコンピュータで画像に構成する検査です。

▼ CT画像（腰椎分離すべり症／L5）

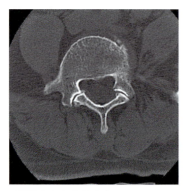

脊椎を上から見たところ（水平断）

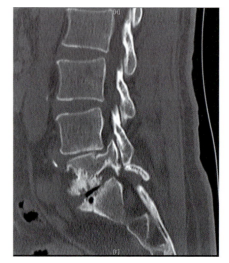

脊椎を横から見たところ（矢状断）

CT画像の特徴

- とくに脊椎や関節など構造の**複雑な部位の検査に効果を発揮**します。また、腫瘍性病変の広がりの確認なども可能です。
- 色調はX線検査と同じで、透過性の高い空気は黒く、筋や血液、脂肪は灰色に、透過性の低い骨は白く描出されます。

> 骨の詳しい形や、ひびの有無もわかります。単純X線ではわからないような微細な骨折を探したり、骨折の詳細を調べたりすることができます。

注意点

- 一般的に検査は数秒ですが、放射線被曝量は単純X線検査の数十倍になるので、必要最低限に抑えます。

3 | MRI（magnetic resonance imaging：磁気共鳴画像）検査

MRI検査とは

- 単純X線検査やCT検査のような放射線ではなく、強力な磁場と電磁波（ラジオ波）を用いて、体内の水分や脂肪に含まれる水素原子核の分布・運動状態を解析し、画像化する検査です。

▼ MRI検査の特徴

①放射線被曝がない
②軟部組織の描出に優れている
③任意の断面で断層像を作成できる

※近年は③はCTでも可能です。

▼ MRI画像（矢状断）

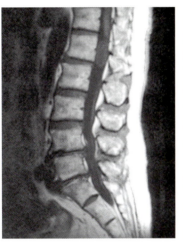

T1強調画像

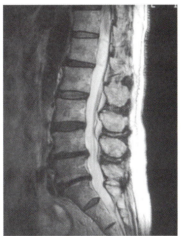

T2強調画像

T1強調画像では水分が黒（低信号）で、骨髄などが白（高信号）になります。T2強調画像はその逆になります（脂肪はどちらも高輝度）。
T1強調画像とT2強調画像を見比べることで、その組織の成分（血流が豊富とか脂肪成分が多い、あるいは液状成分が多いなど）の推測が可能です。ちなみに、皮質骨はどちらでも低信号になります。

MRI画像の特徴

- 画像は、断層像が得られます。
- 脊髄疾患、軟部組織（骨以外の組織）の疾患の診断などに多く用いられています。

MRIの禁忌

- MRIでは、強力な磁場や電磁波を用いるため、体内に磁性金属や電子機器のある患者には原則的に禁忌となっています。

▼ MRIの禁忌

原則禁忌
■ 脳動脈瘤クリップ（磁性金属の場合） ■ 眼窩内磁性異物（金属片など） ■ 人工内耳装置 ■ ペースメーカー　　　など ※材質によってはMRI撮影可能なものもある

注意
■ 人工関節やプレートなどの金属の人工物 ■ 妊娠（3カ月以内） ■ 閉所恐怖症 ■ 刺青、アートメイク ■ 大きな手術の既往　　　など

MRI検査へ行く前は、禁忌や注意の内容が患者さんに該当していないか、必ず確認します。

4 | 超音波検査

超音波検査とは

- 超音波検査(エコー検査)とは、身体に超音波を当て、臓器や組織などの境界面で反射されて戻ってくる反射波(エコー)を分析し、画像化する検査です。

▼ 超音波検査の適応

目的	適応
軟部組織の評価 (Bモード法) ※最もよく使われる	・腱板損傷 ・靱帯損傷 ・半月板損傷 ・手根管症候群 ・発育性股関節形成不全　など
炎症所見の評価 (パワードップラー)	・関節リウマチ　など
超音波ガイド下の手技	・腫瘍の生検 ・ガングリオンの穿刺 ・神経ブロック　など

▼ 超音波画像

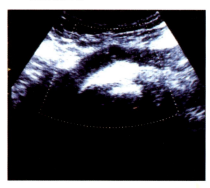 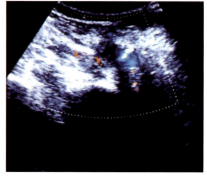

腱や半月板、筋膜、靱帯、骨などは白く、筋、軟骨、脂肪、関節液、血液などは黒く写ります。ドップラーのモード設定によって、動脈が赤く写ったり、炎症部分が写ったりします。

超音波画像の特徴

- 被曝のない低侵襲な検査であり、リアルタイムで画像を見ることができます。機器が小型で扱いやすく、外来やベッドサイドでも検査が可能です。
- おもに、肩関節や膝関節の軟部組織の評価、関節リウマチにおける炎症の評価、深部静脈の観察(血栓の有無)、ガングリオンなどの軟部腫瘍の診断に用いられます。

超音波検査は、設定やモードによって映し出されるものが変わります。
設定やモード、所見をしっかり確認しましょう。

5 | 造影検査

造影検査とは

- 関節腔(かんせつくう)、脊髄腔(せきずいくう)、椎間板、血管など、X線検査では十分に画像を得にくい部位に造影剤を注入することで、組織や病変部を明瞭にできる検査です。

▼ 造影検査の注意点

- 局所麻酔や造影剤によるアレルギー
- 感染　● 神経障害　● 疼痛

▼ 造影検査（造影MRI）

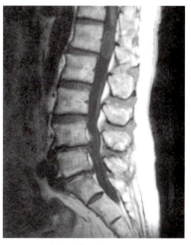

MRI T1強調画像

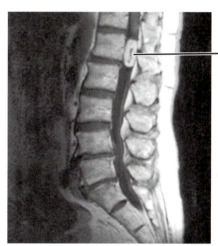

造影MRI T1強調画像

腫瘍

MRI T1強調画像では脊髄腔内の病変は明瞭ではありませんが、ガドミニウム(Gd)を点滴しながら撮像することによって腫瘍が明瞭に描出されています。

造影検査の特徴

- 整形外科で行われるおもな造影検査には、関節（腱板断裂や半月板損傷／X線）、椎間板（椎間板ヘルニア／X線・CT）、脊髄（椎間板ヘルニア・脊柱管狭窄症／X線・CT、脊髄腫瘍／MRI）などがあります。MRIの進歩によって、関節造影や脊髄造影は大きく減少しています。

6 | 関節鏡検査

関節鏡検査とは

- 関節腔を観察するための検査で、体表を小さく切開し、筒状の小型カメラを挿入して関節内部を直接観察する検査です。

関節鏡検査の特徴

- 病態を詳しく確認したり、検体を採取したり、関節内の病変を手術したりできます。膝関節や肩関節、肘関節、手関節、股関節、足関節などで用いられます。

造影剤を使用する検査では、検査後の副作用にも注意して観察しましょう。

7 | 関節液検査

関節液検査とは

- 関節液を無菌的に採取して、性状、成分などを調べて、**関節疾患の診断**に利用する検査です。

> 正常な関節液は黄色透明で粘調性が高く、少量しかありません。炎症などがあると、関節液の量が増えます。

関節液検査の特徴と注意点

- 変形性膝関節症や関節リウマチなどに対しては関節貯留液（かんせつちょりゅうえき）を除去したり、関節腔内に薬剤を注入したりする目的でも行われます。**出血傾向や感染のリスクがあるときは注意が必要**です。

> 関節内は血管がなく、免疫機能が弱いためです。

8 | そのほかの検査

脊髄造影検査（ミエログラフィー）とは

- 脊髄腔内に造影剤を注入し、X線像やCT像を撮影することで、圧迫部位や狭窄状態を確認することができます。椎間板ヘルニアや脊柱管狭窄症の圧迫部位や狭窄状態を診断できます。MRIの進歩によって、適応は減っています。

▼ 脊髄造影検査後CT

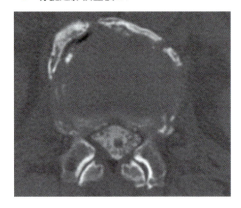

▼ 骨シンチグラフィー

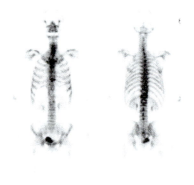

骨シンチグラフィーとは

- 放射性同位元素（ほうしゃせいどういげんそ）（RI）を利用して、組織活性（そしきかっせい）の高い部位を検出し、画像化する検査です。がんの転移（てんい）スクリーニングとして用いられます。骨腫瘍のほかに、骨折、炎症、代謝性疾患でも集積がみられるため、診断に用いられることが多いです。

骨密度検査

- 骨粗鬆症などの検査に用いられる、骨密度（骨量、骨塩量）の測定法です。X線を利用する方法、超音波を利用する方法があります。

▼ 骨密度検査の種類

測定方法	測定部位	特徴
DXA法	腰椎、橈骨、大腿骨頚部、踵骨、全身	・X線を利用。最も普及している測定方法
定量的超音波法（QUS法）	踵骨	・低超音波を利用するので被曝がない。スクリーニングには使用されるが診断には用いない
MD法	手	・X線を利用するが、低被曝で簡便。DXA法に比べて測定精度が低い
末梢骨定量的CT法（pQCT法）	橈骨、踵骨	・被曝量は低く、より正確に骨量を測定できる。三次元画像として確認でき、研究目的で行われることが多い

メモ

整形外科にはさまざまな検査があります。一つひとつの検査の特徴を理解し、結果を確認しましょう。

7章 整形外科でよく使われる薬

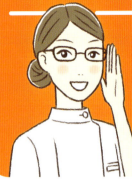

整形外科患者の多くは、疼痛を主訴とするため、鎮痛目的で用いられる薬剤が多くあります。そのほか、疾患そのものに対する薬剤もあります。
患者の疾患、症状、全身状態に合わせて、薬剤・投与方法の選択をしましょう。

1 | 鎮痛薬

アセトアミノフェン

- 商品名 **アセリオ®**
- 一般名 **アセトアミノフェン**

適応：経口製剤および坐剤の投与が困難な場合における疼痛および発熱
副作用：肝障害

ナースが知っておきたいポイント
- 胃粘膜障害などの副作用は少ない。

- 商品名 **コカール®**
- 一般名 **アセトアミノフェン**

適応：鎮痛、解熱
副作用：肝障害

ナースが知っておきたいポイント
- 胃粘膜障害などの副作用は少ない。

NSAIDs（非ステロイド抗炎症薬）

- 商品名 **セレコックス®**
- 一般名 **セレコキシブ**

適応：消炎・鎮痛
副作用：胃粘膜障害

ナースが知っておきたいポイント
- 1日2回まで。
- 朝夕食後に経口投与。
- 投与間隔は6時間以上あける。

ケアのポイント

- 同じ成分の薬剤でも、製造会社が異なると名前が違うので注意しましょう。また薬剤によっては1錠のなかの成分含有量が異なる（たとえば1錠100mgと200mg）ことがあるので、錠数よりもmg数で、正確に把握してください。

鎮痛薬の使用では、適応、ポイントをしっかりと押さえて、患者さんの苦痛の軽減に努めましょう。

商品名	ロキソニン®
一般名	ロキソプロフェンナトリウム水和物

適応　消炎・鎮痛
副作用　胃粘膜障害

ナースが知っておきたいポイント
- ✓ 1日3回まで。
- ✓ 空腹時の投与は避けることが望ましい。

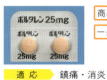
商品名	ボルタレン®
一般名	ジクロフェナクナトリウム

適応　鎮痛・消炎
副作用　胃粘膜障害

ナースが知っておきたいポイント
- ✓ 1日3回に分けて経口投与する。
- ✓ 空腹時の投与は避けることが望ましい。

神経障害性疼痛緩和薬

商品名	リリカ®
一般名	プレガバリン

適応　神経障害性疼痛、線維筋痛症に伴う疼痛
副作用　めまい、眠気

ナースが知っておきたいポイント
- ✓「神経の痛み」に対して処方される。

オピオイド

商品名	トラマール®
一般名	トラマドール塩酸塩

適応　非オピオイド鎮痛剤で治療困難な、疼痛を伴う各種がんや慢性疼痛における鎮痛
副作用　悪心・嘔吐など

ナースが知っておきたいポイント
- ✓ 副作用に対して、予防的に制吐薬を内服するのが一般的。

商品名	トラムセット®
一般名	トラマドール塩酸塩・アセトアミノフェン配合

適応　非オピオイド鎮痛剤で治療困難な非がん性慢性疼痛における鎮痛
副作用　悪心・嘔吐など

ナースが知っておきたいポイント
- ✓ 副作用に対して、予防的に制吐薬を内服するのが一般的。
- ✓ アセトアミノフェンとの合剤なので、この薬剤とアセトアミノフェンの併用は避ける。

商品名	ノルスパン®テープ
一般名	ブプレノルフィン

ナースが知っておきたいポイント
- ✓ 7日おきに張り替える（場所はどこでもよいが、毎回場所を変えること）。

適応　非オピオイド鎮痛剤で治療困難な変形性関節症や腰痛症における鎮痛
副作用　悪心・嘔吐など

薬剤の作用だけでなく、副作用もしっかりと押さえておきましょう。

2 | 抗炎症薬

副腎皮質ステロイド

商品名 プレドニン®
一般名 プレドニゾロン

適応　非感染性炎症性疾患（関節リウマチなど）
副作用　易感染症、骨粗鬆症、糖尿病、副腎不全

ナースが知っておきたいポイント

- ✓ 強力な抗炎症、免疫抑制作用がある。
- ✓ 感染症が疑われる場合の使用は禁忌。

3 | 消化性潰瘍治療薬

胃酸分泌抑制薬（プロトンポンプ阻害薬：PPI）

商品名 ネキシウム®
一般名 エソメプラゾールマグネシウム水和物

適応　胃潰瘍
副作用　肝酵素上昇

ナースが知っておきたいポイント

- ✓ 胃酸の分泌を抑制し、抗菌薬の作用を高める。
- ✓ 1日1回の投与で効果が1日持続する。

商品名 タケプロン®
一般名 ランソプラゾール

適応　胃潰瘍
副作用　肝酵素上昇

ナースが知っておきたいポイント

- ✓ 胃酸の分泌を抑制し、抗菌薬の抗菌作用を高める。
- ✓ 1日1回の投与で効果が1日持続する。

✏ 新人ナースあるあるメモ

疼痛時屯服でセレコックス®100mg2錠/回内服している患者に……

困った！ 1日に3回内服し、セレコックス®100mg6錠/日の計600mg/日内服してしまった。

こうすれば大丈夫！ 成人のセレコックス®1日内服量限度は400mgまでとなっています。
次の内服までは6時間以上あけるように注意してください。

薬剤それぞれの使用方法、特徴に注意して、適切な方法で投与するようにしましょう。

胃粘膜保護薬

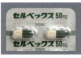

商品名 **セルベックス®**
一般名 **テプレノン**

- 適応 ▶ 急性胃炎、慢性胃炎の急性増悪期の胃粘膜病変の改善、胃潰瘍
- 副作用 ▶ 発疹、かゆみ

商品名 **ムコスタ®**
一般名 **レバミピド**

- 適応 ▶ 急性胃炎、慢性胃炎の急性増悪期の胃粘膜病変の改善、胃潰瘍
- 副作用 ▶ 発疹、蕁麻疹など

4 | 骨粗鬆症治療薬

骨吸収抑制薬（ビスフォスフォネート製剤）

こんな薬です
- 上部消化管粘膜への刺激や通過遅延を避けるため、立位または座位で服用する。
- 約180mLの水で服用し、服用後は30分ほど臥位、飲食、ほかの薬剤の経口投与を避ける。
- 用量によって服薬のタイミングが違うので、飲み忘れないよう気をつける。

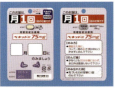

商品名 **ベネット®75mg**
一般名 **リセドロン酸ナトリウム**

ナースが知っておきたいポイント
✓ 1回/月の内服

- 適応 ▶ 骨粗鬆症
- 副作用 ▶ 顎骨壊死、上部消化管障害

商品名 **ベネット®17.5mg**
一般名 **リセドロン酸ナトリウム**

ナースが知っておきたいポイント
✓ 1回/週の内服

- 適応 ▶ 骨粗鬆症
- 副作用 ▶ 顎骨壊死、上部消化管障害

ケアのポイント
✓ 同じ機序（骨吸収抑制）で多くの薬剤が使用されています。上記は一例です。

薬剤投与後の効果や副作用をきちんと観察して、今後の薬剤の使用を検討していきましょう。

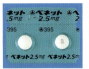

商品名	ベネット®2.5mg
一般名	リセドロン酸ナトリウム

ナースが知っておきたいポイント
- ✓ 1回/日の内服

適応	骨粗鬆症
副作用	顎骨壊死、上部消化管障害

骨形成促進薬（副甲状腺ホルモン）

商品名	フォルテオ®
一般名	テリパラチド

日本イーライリリー株式会社より画像提供

適応	骨折の危険性が高い骨粗鬆症
副作用	血中尿酸上昇、頭痛、悪心

ナースが知っておきたいポイント
- ✓ 1日1回の皮下注射で投与。
- ✓ 長くても24カ月までとする。

5 | そのほかの薬

抗リウマチ薬

商品名	リウマトレックス®
一般名	メトトレキサート

適応	関節リウマチ、関節症状を伴う若年性特発性関節炎
副作用	間質性肺炎、骨髄抑制

ナースが知っておきたいポイント
- ✓ 免疫機能を広く抑制し、正常な免疫も抑制することがある。
- ✓ 内服量や用法が、状態によって異なるので注意。

中枢性筋弛緩薬

商品名	エペリゾン塩酸塩
一般名	エペリゾン塩酸塩

適応	頚肩腕症候群、肩関節周囲炎、腰痛症による筋肉緊張状態の改善
副作用	眠気、ふらつき

ナースが知っておきたいポイント
- ✓ 骨格筋の筋緊張緩和や血流改善によって、疼痛を軽減させる。

✎ 新人ナースあるあるメモ

ベネット®75mg1錠/月内服している患者が……

困った! 昨日内服したのにもかかわらず、本日も内服してしまった。

こうすれば大丈夫! ベネット®に限らず、用法、用量には注意すること。ノルスパン®テープも7日おきに貼り換えるため、貼付日を必ず確認する必要があります。

抗不安薬

商品名 エチゾラム
一般名 エチゾラム

適応 ▶ 不安、緊張、抑うつ、睡眠障害
副作用 ▶ めまい、眠気

ナースが知っておきたいポイント
✓ 疼痛への不安などの精神面に作用し、疼痛を軽減する。

高尿酸血症治療薬（尿酸生成抑制薬）

商品名 フェブリク®
一般名 フェブキソスタット

適応 ▶ 痛風、高尿酸血症
副作用 ▶ 肝機能障害、過敏症

ナースが知っておきたいポイント
✓ 痛風関節炎発現時に血中尿酸値を低下させると、痛風関節炎を増悪させるおそれがある。

商品名 ザイロリック®
一般名 アロプリノール

適応 ▶ 痛風、高尿酸血症を伴う高血圧症
副作用 ▶ 発疹、かゆみ、関節痛

ナースが知っておきたいポイント
✓ あくまで尿酸の生成を抑制する作用であり、痛風発作の痛みや腫れを取る作用はない。

🖊 新人ナースあるあるメモ

ノルスパン®テープ貼付中の患者で……

困った! いつの間にか、貼付していたテープがなくなってしまった。

こうすれば大丈夫! 必ず、貼付していることを確認していきましょう。

- 本書の情報は2018年10月現在のものです。
- 本書で取り上げる商品の解説には、一部適応外（承認外）使用も含まれます。実際の使用にあたって、必ず個々の添付文書を参照し、その内容を十分に理解したうえでご使用ください。
- 本書の編集製作に際しては、最新の情報をふまえ、正確を期すよう努めておりますが、医学・医療の進歩により、記載内容は変更されることがあります。その場合、従来の治療や薬剤の使用による不測の事故に対し、著者および当社は責を負いかねます。
- 製品写真は2018年10月時点で、各メーカーの医療関係者向けホームページなどより許可を得て掲載したものです。製品の外観は、メディケーションエラー減少の目的の改善などにより、つねに変更の可能性があります。また、製品は予告なく販売中止される可能性がありますので、各製品の使用時には最新の添付文書などをご確認ください。

使用頻度の少ない薬剤は、慣れないことからインシデントを起こしやすいです。注意して使用しましょう。

8章 整形外科でよく聞く略語

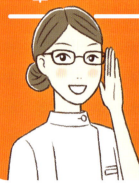

略語については、まずはおもな病名、術式、解剖、リハビリ用語を、そしてカルテでよく使われるものを覚えておけば大丈夫！

	略語	意味／フルスペル
A	Abd	外転 abduction
	ACL	前十字靱帯 anterior cruciate ligament
	Add	内転 adduction
	ADL	日常生活動作 activities of daily living
	ALL	前縦靱帯 anterior longitudinal ligament
	ALS	筋萎縮性側索硬化症 amyotrophic lateral sclerosis
B	BHA	人工骨頭置換術 bipolar hip arthroplasty
	BHR	birmingham hip resurfacing
	BMD	骨密度 bone mineral density
	CCF	先天性内反足 congenital clubfoot
C	CDH	頸椎椎間板ヘルニア cervical disc herniation
	CDH	先天性股関節脱臼 congenital dislocation of the hip
	CPM	持続的他動運動 continuous passive motion
	CSM	頸椎症性脊髄症 cervical spondylotic myelopathy

	略語	意味／フルスペル
	CT	コンピュータ断層撮影 computed tomography
	CTS	手根管症候群 carpal tunnel syndrome
D	DDH	発育性股関節脱臼（形成不全） developmental dislocation of the hip
	DVT	深部静脈血栓症 deep vein (venous) thrombosis
	Dx	診断 diagnosis
	Dx.	脱臼 dislocation
F	Fx	骨折 fracture
H	HTO	高位脛骨骨切り術（すねの骨〔脛骨〕の一部を切り、傾斜を変化させる手術） high tibial osteotomy
I	IC	インフォームド・コンセント informed consent
L	LCL	外側側副靱帯 lateral collateral ligament
	LCS	腰部脊柱管狭窄症 lumbar canal stenosis
	LDH	腰椎椎間板ヘルニア lumbar disc herniation
	LS(c)	腰部脊柱管狭窄 lumbar (spinal canal) stenosis
M	MCL	内側側副靱帯 medial collateral ligament

104 　カルテが読めれば患者さんの状態が理解できます。これからどのように治療が進むのかに合わせて、看護を展開します。

略語		意味／フルスペル
	MED	内視鏡下椎間板摘出術（内視鏡を用いた腰椎椎間板ヘルニアの手術方法） microendoscopic discectomy
	MP	中手指節関節 metacarpophalangeal joint
	MRI	磁気共鳴画像 magnetic resonance imaging
	MS	多発性硬化症 multiple sclerosis
O	OA	変形性関節症 osteoarthritis / osteoarthrosis
	OPLL	後縦靱帯骨化症 ossification of posterior longitudinal ligament
	ORIF	観血的整復固定（術）／オリフ open reduction and internal fixation
	OT	作業療法士 occupational therapist
	OYL	黄色靱帯骨化症 ossification of yellow ligament
P	PCL	後十字靱帯 posterior cruciate ligament
	PLIF	腰椎後方椎体間固定術 posterior lumbar interbody fusion

略語		意味／フルスペル
	PT	理学療法士 physical therapist
Q	QOL	生活の質 quality of life
R	RA	関節リウマチ rheumatoid arthritis
	ROM	関節可動域 range of motion
T	THA	人工股関節全置換術 total hip arthroplasty
	TKA	人工膝関節全置換術 total knee arthroplasty
U	UKA	（人工）膝関節内（外）側置換術／単顆置換型人工膝関節置換術 unicompartmental knee arthroplasty
V	VS	バイタルサイン vital sign
W	W／C	車椅子 wheel chair
	WNL	正常範囲内 within normal limit
X	X-P	レントゲン画像 X-ray photography

8章　整形外科でよく聞く略語

整形外科では日々のリハビリ記録も重要な情報です。どんな動きが、どの程度できるようになっているのか、把握しておきましょう。

引 用 ・ 参 考 文 献

1章

1）公益社団法人日本整形外科学会. "整形外科とは". http://www.joa.or.jp/edu/peculiarity/peculiarity_01. html（2018年8月31日閲覧）

2章

1）大野木宏彰. "機能解剖の基礎知識".「誤嚥」に負けない体をつくる間接訓練ガイドブック. 大阪, メディカ出版, 2018, 39-40.

2）特集 拡大版 超わかりやすい整形外科疾患ノート：上肢・脊椎編. 整形外科看護. 19（4）, 2014, 4-71.

3）特集 拡大版 超わかりやすい整形外科疾患ノート：下肢編. 整形外科看護. 19（5）, 2014, 4-75.

3章

1）特集 拡大版 超わかりやすい整形外科疾患ノート：上肢・脊椎編. 整形外科看護. 19（4）, 2014, 4-71.

2）"体幹の疾患". 運動器・整形外科. 東京, メディックメディア, 2017, 222-72,（病気が見える, 11）.

3）植田尊善ほか. "脊椎疾患". 整形外科の疾患＆治療. 津村弘監修. 整形外科看護2017年秋季増刊. 63-84.

4）須藤英毅ほか. "脊椎の手術". 前掲書3）. 175-92.

5）三輪俊格. "脊椎の治療". 整形外科看護の知識と実際. 冨士武史編. 大阪, メディカ出版, 2009, 40,（臨床ナースのための Basic & Standard）.

4章

1）特集 拡大版 超わかりやすい整形外科疾患ノート：下肢編. 整形外科看護. 19（5）, 2014, 4-75.

2）特集 DR. イズミのTHA誌上セミナー：人工股関節全置換術. 整形外科看護. 22（11）, 2017, 7-79.

3）特集 ポイントだけをまとめた整形外科疾患ファイル. 整形外科看護. 23（4）, 2018, 8-64.

4）山村在慶ほか. "股関節". これだけは知っておきたい整形外科. 細野昇編. 東京, 医学書院, 86-97,（JJN スペシャル, 93）

5）船曳淑乃ほか. "股関節の疾患の治療と看護". はじめての整形外科看護. 独立行政法人労働者健康安全機構関西労災病院看護部編. 大阪, メディカ出版, 2016, 86.

6）"下肢の疾患". 運動器・整形外科. 東京, メディックメディア, 2017, 146-209,（病気が見える, 11）.

7）"外傷". 前掲書6）. 333-5.

8）"変形性膝関節症". 前掲書6）. 400-5.

9）河野俊介ほか．"股関節疾患／膝関節疾患"．整形外科の疾患＆治療．津村弘監修．整形外科看護2017年秋季増刊．83-120．

10）本村悟朗ほか．"股関節の手術／膝関節の手術"．前掲書9）．193-233．

5章

1）特集 拡大版 超わかりやすい整形外科疾患ノート：下肢編．整形外科看護．19（5），2014，4-75．

2）特集 超入門！整形外科のこんなにわかる疾患Happyえほん：上肢・脊椎編．整形外科看護．22（4），2017，11-26．

3）佐原亘．"上腕骨近位端骨折"．これだけは知っておきたい整形外科．細野昇編．東京，医学書院，51，（JJNスペシャル，93）

4）佐伯淳美ほか．"上肢の解剖と主な疾患"．はじめての整形外科看護．独立行政法人労働者健康安全機構関西労災病院看護部編．大阪，メディカ出版，2016，12．

5）船曳淑乃ほか．"上肢の疾患の治療・看護／手・手関節の疾患の治療・看護"．前掲書4）．67，72．

6）石田康行ほか．"肩関節疾患／肘・手関節疾患"．整形外科の疾患＆治療．津村弘監修．整形外科看護2017年秋季増刊．7-61．

7）濱田博成ほか．"肩・手関節の手術"．前掲書6）．159-74．

6章

1）"検査"．運動器・整形外科．東京，メディックメディア，2017，54-73，（病気が見える，11）．

2）森淳ほか．"運動器のしくみとおもな検査"．全部見えるスーパービジュアル整形外科疾患．東京，成美堂出版，2014，64-76．

7章

1）鈴木美香．"整形外科でよく使われる薬剤"．はじめての整形外科看護．独立行政法人労働者健康安全機構関西労災病院看護部編．大阪，メディカ出版，2016，110-1．

あなたの行った看護、見えなくても必ず誠意は伝わっています。自信をもってがんばってください！

索 引

数字・欧文

3点歩行	72
4点支持杖	72
10秒テスト	37
activities of daily living	7
ADL	7
BHA	61
bipolar hip arthroplasty	61
C5麻痺	40
CT	40, 57, 64, 70
LOVE法	33
manual muscle test	37
MMT	37
MRI	93
―の禁忌	93
NSAIDs	45, 51
O脚	51
PLIF	34
PTE	70
QOL	7
quality of life	7
RAO	62
RICE処置	53, 55, 67
SLR	45
SSI	39
surgical site infection	39
THA	56
TKA	64
total hip arthroplasty	56
total knee arthroplasty	64
T字杖	71
X脚	51
X線	91

あ行

アキレス腱断裂	55
足関節	17
圧潰	27
圧迫骨折	27
安静度	37
移植骨の脱転	41
インストゥルメン	
テーション	30, 34
会陰部の感覚異常	23
腋窩神経麻痺	73
エコー	94
嚥下障害	41
黄色靱帯	23
温熱療法	22

か行

ガーデン分類	
（大腿骨頚部骨折）	47
開窓術	32
介達牽引	49
外転枕	85
外反骨切り術	62
外反膝	51
外反母趾	54
下垂足	68
下腿	16
肩関節	14
肩関節脱臼	88
肩腱板断裂	83
合併症（腱板断裂術後）	84
可動域（肩）	83
カラー	35
間欠跛行	24, 28
看護師の動き	9
看護師のかかわり	8
寛骨	16
寛骨臼	16
寛骨臼回転骨切り術	62
環軸椎体固定術	31
関節液検査	96
関節温存術（股関節）	62
関節可動域制限	44
関節鏡検査	95
関節リウマチ	90
環椎	31
偽関節	49
気道狭窄	41
ギプス固定	81
キャスター付き歩行器	75

胸椎	13
胸腰椎移行部	27
距骨	17
グーパー運動	79
クリティカルパス	36
車椅子	73
―の移乗方法	74
ケアを受ける場所	8
脛骨	16
頚椎	13
頚椎症性脊髄症	20
頚椎前方固定術	31
頚椎装具	42
頚椎椎間板ヘルニア	21
頚椎椎弓形成術	32
頚部硬直	40
ケルニッヒ徴候	40
牽引	48, 61
牽引療法	23
肩甲骨関節窩	14
腱板	14, 83
腱板修復術	84
腱板断裂	83
肩峰形成術	84
抗炎症薬	100
後脛骨動脈	65
後十字靱帯損傷	53
後縦靱帯骨化症	26
拘縮予防	78
巧緻障害	20, 26
後方アプローチ	58
硬膜外血腫	40
硬膜外ブロック	23
硬膜管	25
硬膜破綻	39
抗リウマチ薬	102
誤嚥性肺炎	47
股関節	16
骨移植	31, 32
骨シンチグラフィー	96
骨接合術	63

108

骨粗鬆症	6, 27
骨粗鬆症	
骨粗鬆症治療薬	101
骨盤	16
骨盤骨切り術	62
骨密度検査	97
骨癒合	49
固定術	30
コルセット	23, 35, 42
コレス骨折	80
コンパートメント症候群	82
コンピュータ断層撮影	92

さ行

砕骨部の異常	41
嗄声	41
三角巾	78
シーネ固定	81
磁気共鳴画像	93
軸性疼痛	41
軸椎	31
矢状面	18
指節骨	15
膝蓋骨	17
尺骨神経麻痺	81
手根管症候群	87
手根骨	15
手術部位感染	39
手術前のおもな検査	8
出血	38
術後感染	64, 66
除圧術	30
消化性潰瘍治療薬	100
踵骨	17
踵骨骨折	54
上肢帯	14
上腕	14
上腕骨近位端骨折	76
褥瘡	41
シルバーカー	75
神経根	21, 25
神経根領域	22

神経刺激症状	23
神経症状	37
神経性間欠跛行	24, 28
神経脱落症状	23
神経ブロック	22
神経麻痺（上肢）	81
人工肩関節	76
人工股関節置換術	56
人工骨頭置換術	61
人工膝関節置換術	64
靱帯再建術（膝）	66
靱帯損傷（膝）	52
靱帯の骨化	26
靱帯の肥厚	26
伸展板車椅子	74
深部静脈血栓症	
	40, 57, 64, 70
髄液漏	39
髄核	21
髄核摘出術	33
髄内釘固定	48
水平面	18
髄膜刺激症状	40
すべり症	28
スミス骨折	80
生活の質	7
正中神経	87
正中神経支配領域	80
正中神経麻痺	81
正中面	18
脊髄造影	96
脊柱側弯症	29
脊柱管拡大術	32
脊柱管狭窄症	23
脊柱の構造	13
セッティング運動	45
前額面	18
仙骨	13
前十字靱帯損傷	53
前方アプローチ	57
せん妄	47

専門分野	6
前腕	14
造影検査	95
—の注意点	95
装具	35
装具（肩）	85
創部感染	39
足背動脈	65

た行

退院指導（THA術後）	60
退院指導（肩関節術後）	87
退行性変化	28
大腿骨	16
大腿骨頭壊死	46
大腿骨顆上骨折	48
大腿骨近位部骨折	47
大腿骨骨幹部骨折	48
大腿骨頭の血流	46
大腿四頭筋	17
大腿四頭筋強化訓練	52
タイプ分類（大腿骨頭壊死）	46
脱臼（肩関節）	88
脱臼（股関節）	57
単純X線	91
弾性ストッキング	70
地域との連携	7
知覚の支配領域	68
中手骨	15
肘部管症候群	89
超音波検査	94
超音波骨折治療	49
蝶番関節	15
直達牽引	49
直腸機能障害	20
治療部位	6
鎮痛薬	98
椎間孔	25
椎間孔狭窄	29
椎間板	13, 21
椎間板ヘルニア	21
椎骨	13

109

—の構造	13
—の連結	13
杖	71
ティネル徴候	88
底背屈運動	71
手関節	15
デルマトーム	38
転倒	7
透過性	91
橈骨遠位端骨折	80
橈骨神経麻痺	81
徒手筋力テスト	37
ドレーン排液	38
トレンデレンブルグ徴候	44

な行

内反骨切り術	62
内反膝	51
日常生活動作	7
年齢層	6

は行

肺血栓塞栓症	40, 66, 70
廃用症候群	47
馬尾	21, 25
半月板	17
半月板損傷	53
腓骨	16
尾骨	13

腓骨神経麻痺	61, 64, 66, 68
膝関節	17
肘掛け跳ね上げ式車椅子	73
肘関節	15
非ステロイド抗炎症薬	45, 51
ビタミンB$_{12}$	88
被曝	94
皮膚分節	38
病期別	8
病歴	35
疲労骨折	29
ファーレン徴候	88
フィラデルフィアカラー	42
フォルクマン拘縮	82
物理療法	22
振り子運動	78
ブルジンスキー徴候	40
ヘルニアの分類	22
変形	7
変形性頚椎症	20
変形性股関節症	43
—の病期	44
変形性膝関節症	50
変性疾患	6
膀胱機能障害	20
膀胱直腸障害	20, 23, 26
膀胱直腸症状	23

ホーマンズ徴候	57, 70
歩行器	75
歩行車	75
歩行障害	26
ポジショニング（肩関節術後）	79

ま行

松葉杖	73
ミエログラフィー	96
持ち上げ式歩行器	75

や行

腰椎	13
腰椎後方進入椎体間固定術	34
腰椎椎体間固定術	34
腰椎装具	42
腰椎椎間板ヘルニア	22
腰椎椎弓切除術	32
腰椎分離すべり症	28, 29
腰椎変性すべり症	28

ら行

リクライニング車椅子	74
離床時の看護	39
ロコモティブシンドローム（ロコモ）	6
ロフストランド杖	73

編集・医学監修・執筆者一覧

● 独立行政法人地域医療機能推進機構 大阪病院

編　　集　　古田由美子　看護部 副看護部長

医学監修　　冨士武史　　副院長

執　　筆

1章　　遠藤聖美　　12階東病棟 看護師長

2章　　遠藤聖美　　12階東病棟 看護師長

3章　　細井きみ江　12階西病棟 副看護師長
　　　　古谷菜緒　　11階西病棟
　　　　上西彩夏　　12階西病棟

4章　　藤澤千穂　　12階東病棟 副看護師長
　　　　今西佑季　　11階西病棟
　　　　藤岡みのり　12階東病棟

5章　　西村宏美　　12階東病棟

6章　　中岡亜文　　11階西病棟

7章　　中岡亜文　　11階西病棟

8章　　圓尾亜由美　外来 看護師長

整形外科に配属ですか？！－すごく大事なことだけギュッとまとめて教えます！

2018年12月25日発行　第1版第1刷©
2021年 1 月10日発行　第1版第4刷

編　著　独立行政法人地域医療機能推進機構
　　　　大阪病院

発行者　長谷川 素美

発行所　株式会社メディカ出版
　　　　〒532-8588
　　　　大阪市淀川区宮原 3 − 4 − 30
　　　　ニッセイ新大阪ビル16F
　　　　https://www.medica.co.jp/

編集担当　山田美登里

ブックデザイン　小口翔平＋山之口正和＋上坊奈々子
　　　　　　　　（tobufune）

カバーイラスト　友貴

本文イラスト　加藤陽子

印刷・製本　株式会社シナノ パブリッシング プレス

本書の複製権・翻訳権・翻案権・上映権・譲渡権・公衆送信権（送信可能化権を含む）は、（株）メディカ出版が保有します。

ISBN978-4-8404-6594-6　　　　　　　　　　　　　　　Printed and bound in Japan

当社出版物に関する各種お問い合わせ先（受付時間：平日 9 ：00 〜 17 ：00）
●編集内容については、編集局 06-6398-5048
●ご注文・不良品（乱丁・落丁）については、お客様センター 0120-276-591
●付属の CD-ROM、DVD、ダウンロードの動作不具合などについては、デジタル助っ人サービス 0120-276-592